现代检验医学

XIANDAI JIANYAN YIXUE

尹 峰 等主编

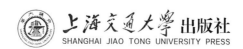

上海交通大学出版社

SHANGHAI JIAO TONG UNIVERSITY PRESS

内容提要

　　本书立足于临床，从实用的角度出发，紧密结合当前检验学发展的现状及趋势，全面系统地介绍了血液样本的采集与血涂片的制备、红细胞检验、白细胞检验、血小板检验、血型和输血检验、血液流变学检验、脑脊液检验、浆膜腔积液检验、尿液检验、粪便检验、精液检验、脱落细胞学检验和细针吸取细胞学检验的内容，详细说明了各种检验技术的具体操作步骤及临床诊断意义，能更好地满足现阶段检验医学行业的需要，适合检验科相关工作人员参考、使用。

图书在版编目（CIP）数据

现代检验医学 / 尹峰等主编. --上海 ： 上海交通
大学出版社，2021
　　ISBN 978-7-313-25389-7

　　Ⅰ．①现…　Ⅱ．①尹…　Ⅲ．①临床医学－医学检验
Ⅳ．①R446.1

　　中国版本图书馆CIP数据核字（2021）第183061号

现代检验医学

XIANDAI JIANYAN YIXUE

主　　编：尹　峰　等
出版发行：上海交通大学出版社　　　　　　地　　址：上海市番禺路951号
邮政编码：200030　　　　　　　　　　　　电　　话：021-64071208
印　　制：广东虎彩云印刷有限公司
开　　本：710mm×1000mm　1/16　　　　经　　销：全国新华书店
字　　数：230千字　　　　　　　　　　　　印　　张：13.25
版　　次：2023年1月第1版　　　　　　　　插　　页：2
书　　号：ISBN 978-7-313-25389-7　　　　印　　次：2023年1月第1次印刷
定　　价：198.00元

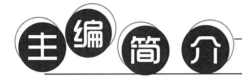

主编简介

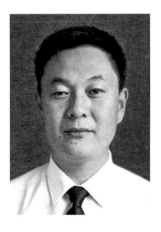

◎**尹　峰**

　　副主任技师，毕业于山东大学医学检验专业，现任山东省泰安市中心医院分院检验科主任。兼任中华预防医学会山东省毒理分会委员，山东省艾防协会检验分会委员，中华医学会泰安市临床检验分会委员，中华医学会输血委员会泰安分会委员。曾获"优秀共产党员"、战"疫"先锋等荣誉称号。发表论文8篇，出版著作3部，国家专利2项，科研课题3项，其中1项获山东省科技进步二等奖。

前　言

　　医学检验主要是通过现代实验室技术,利用检测仪器为疾病诊断、疗效评价及预后判断提供全面、快速、准确的实验室数据,是临床诊断不可缺少的一部分。近年来,科学技术的发展日新月异,新的医疗仪器的开发和使用、新的诊疗手段的应用和推广,使检验项目更加多样化,检验医学从最初的实验本身逐步延伸,在疾病的诊断、治疗、预防和康复中发挥着越来越重要且不可替代的作用,这对检验科医师的工作提出了更高的要求。检验医学工作者必须不断学习、交流临床检验经验,熟悉并掌握新的检验技术,才能跟上检验学发展的步伐,为患者恢复健康提供可靠的保障。为了反映临床检验医学中的新理论、新概念、新技术,规范临床检验操作,进一步推动医学检验技术的发展,更好地满足现阶段检验医学行业的需要,编纂一本既准确实用又能反映医学检验技术最新进展的专著显得尤为重要,因此,我们在参阅国内外大量最新、最权威文献的基础上,编写了《现代检验医学》一书。

　　本书从临床实用的角度出发,紧密结合当前检验学发展的现状及趋势,全面系统地介绍了血液样本的采集与血涂片的制备、红细胞检验、白细胞检验、血小板检验、血型和输血检验、血液流变学检验、脑脊液检验、浆膜腔积液检验、尿液检验、粪便检验、精液检验、脱落细胞学检验和细针吸取细胞学检验的内容,详细说明了各检验技术的具体操作及临床诊断意义。全书内容丰富、资料翔实、紧贴临床实际,检验技术与疾病诊断相结合,集科学性、先进性和权威性于一体,可作为检验科工作人员科学、规范、合理诊断的参考用书。

由于检验学内容繁多,加之编者日常工作繁重、编写时间紧张、编写经验有限,在编写过程中难免存在局限性,故书中出现的各种疏漏甚或谬误之处,恳请广大读者见谅,并望批评指正。

《现代检验医学》编委会

2021 年 4 月

目　录

第一章

血液样本的采集与血涂片的制备

第一节　血液样本的采集方法

血液样本的正确采集是获得准确、可靠实验结果的关键。在采集样本前,应根据实验要求决定采血方法、所需血量及适用抗凝剂。

一、静脉采血法

(一)概述

静脉采血多采用位于体表的浅静脉,通常采用肘部静脉、手背静脉、内踝静脉或股静脉。小儿可采颈外静脉血液。根据采血量的多少可选用不同型号的注射器,并配备相应的针头。为避免激活血小板,某些特殊检查要使用塑料注射器和硅化处理后的试管或塑料试管。目前已有商品化的真空采血系统。

(二)操作方法和注意事项

1.患者准备

采血前应向患者耐心解释,以消除其疑虑和恐惧心理。如个别患者进针时或采血后发生眩晕,应让其平卧休息。必要时可嗅吸芳香氨酊、针刺(或指压)人中和合谷等穴位。若因低血糖诱发眩晕,可立即静脉注射葡萄糖或让患者口服糖水。如有其他情况,应找医师共同处理。

2.检查注射器

静脉采血前要仔细检查针头是否安装牢固,针筒内是否有空气和水分。所用针头应锐利、光滑、通气,针筒不漏气。

3.消毒

先用 30 g/L 碘酊棉签自所选静脉穿刺处从内向外、顺时针方向消毒皮肤,待碘酊挥发后,再用 75％乙醇棉签以同样方法拭去碘迹。

4.穿刺

以左手拇指固定静脉穿刺部位下端,右手拇指和中指持注射器针筒,示指固定针头下座,使针头斜面和针筒刻度向上,沿静脉走向使针头与皮肤成 30°角斜行快速刺入皮肤,然后以 5°角向前穿破静脉壁进入静脉腔。见回血后,将针头顺势探入少许,以免采血时针头滑出;但不可用力深刺,以免造成血肿,同时立即去掉压脉带。

5.抽血

针栓只能外抽,不能内推,以免静脉内注入空气形成气栓,造成严重后果。

6.放血与混匀

取下注射器针头,将血液沿试管壁缓缓注入抗凝管中,防止溶血和泡沫产生。

二、皮肤采血法

(一)概述

皮肤采血法曾被称为毛细血管采血法,是采集微动脉、微静脉和毛细血管的混合血(同时含细胞间质和细胞内液)的方法,通常选择耳垂或手指部位。耳垂采血痛感较轻、操作方便,但血循环较差、受气温影响较大、检查结果不够恒定(如红细胞、白细胞、血红蛋白和血细胞比容等测定结果比手指血或静脉血高),一般情况下不宜使用。手指采血操作方便,检查结果比较恒定,世界卫生组织推荐采集左手无名指指端内侧血液;婴幼儿可采集大蹞趾或足跟内外侧缘血液;严重烧伤患者,可选择皮肤完整处采血。

目前可用激光无痛采指血仪采血。其原理如下:仪器中激光发生器发出一串单脉冲激光束,在一次性耗材(镜头片)的配合下,细微的光束打在手指上,在很短的时间内使皮肤组织溶解、挥发,出现一个小孔,而打孔后的残留物等呈等离子状态,吸附在镜头片表面。仪器采血有效地避免了皮肤浅层组织液、细胞外液等渗入血液,可确保检测结果准确,同时也可避免交叉感染,达到无痛采血的效果。

(二)操作方法和注意事项

(1)所选择采血部位的皮肤应完整,无烧伤、冻疮、发绀、水肿或炎症等。除特殊情况外,不选择耳垂采血的方法。

(2)本试验具有创伤性,必须严格按无菌技术操作,防止采血部位感染,做到一人一针一管,避免交叉感染,最好使用一次性器材。

(3)皮肤消毒后,应待 75％乙醇挥发后采血,否则流出的血液扩散而不成滴。

(4)采血时,应先按摩左手中指或无名指指端内侧,使局部组织自然充血。针刺深度为 2～3 mm。

(5)因第 1 滴血混有组织液,应擦去。如血流不畅,切勿用力挤压,以免造成组织液混入,影响结果的准确性。

(6)进行多项检查时,采血的顺序依次为血小板计数、红细胞计数、血红蛋白测定、白细胞计数等。

三、真空采血法

真空采血法是一种新的静脉采血法。真空采血装置有套筒式、头皮静脉式两种。封闭式采血无须容器之间的转移,减少了溶血现象,能有效地保护血液有形成分,保证待验样本原始性状的完整性,使检验结果更可靠。同时,样本转运方便,能有效地避免医护人员和患者间交叉感染。

四、方法学评价

(一)皮肤采血法

皮肤采血法的缺点是易于溶血、凝血、混入组织液,而且局部皮肤揉擦、针刺深度不一、个体皮肤厚度差异等都会影响检查结果。此外,皮肤采血检查易发生凝块,结果重复性差,准确性不好。

(二)静脉采血法

开放式采血法的操作环节多、难以规范统一,在移液和丢弃注射器时可能造成血液污染。

(三)真空采血法

真空采血法的操作规范,有利于样本的收集、运送和保存,防止院内血源性传染病的发生。

五、质量控制

(一)患者

患者活动情况、精神状态、药物、年龄、性别、种族、吸烟、样本采集时间、季节等都会影响检测结果。如正常人一天之间,白细胞数、嗜酸性粒细胞数、血小板数等均有一定的波动。

(二)采血

采血前,患者应尽量少运动,保持平静。住院患者应在早晨卧床时取血。冬天,患者从室外进入室内,应等其暖和后再采血。止血带结扎时间应<1分钟,如超过2分钟,大静脉血流受阻而使毛细血管内压增高,血管内液与组织液交流,使相对分子质量<5 000的物质进入组织液,或缺氧引起血液成分的变化,使检查结果增高或减低。

(三)溶血

血细胞内、外各种成分有梯度差,有的成分相差数十倍,故在采集、运输、保管、分离血细胞时,应尽量避免发生溶血反应。容器不洁、接触水、强力振荡、操作不当等因素可引起溶血反应,使红细胞计数、血细胞比容等多项指标检验结果增高或减低,不能确切地反映原始标本的实际含量。

(四)样本处理

血液样本采集后应立即送检,并尽快进行检查,样本保存不当直接影响实验结果。血浆在4 ℃环境保存24小时后,某些凝血因子活性减少95%。低温(4 ℃)保存血液可使血小板计数结果减低。因此,应根据实验项目确定最佳的保存条件。

(五)分析

分析结果时,应考虑药物、饮食等因素对结果的影响。同时,应密切结合临床。如患者有严重腹泻或呕吐时,红细胞计数可因脱水而呈相对性增高。

第二节　抗凝剂的选择与血液涂片的制备

一、抗凝剂的选择

抗凝是用物理或化学方法除去或抑制血液中的某些凝血因子的活性,以阻止血液凝固。能够阻止血液凝固的物质称为抗凝剂或抗凝物质。常用的抗凝剂及其使用方法如下。

（一）乙二胺四乙酸盐

常用的有钠盐或钾盐,能与血液中 Ca^{2+} 结合成螯合物,使 Ca^{2+} 失去凝血作用,阻止血液凝固。乙二胺四乙酸盐不适用于凝血检查及血小板功能试验。

（二）草酸盐

常用的有草酸钠、草酸钾、草酸铵。溶解后解离的草酸根离子能与样本中 Ca^{2+} 形成草酸钙沉淀,使 Ca^{2+} 失去凝血作用,阻止血液凝固。2 mg 草酸盐可抗凝 1 mL 血液。草酸盐不适用于凝血检查。而且,草酸盐浓度过高还会导致溶血反应,改变血液 pH,干扰血浆中钾、钠、氯和某些酶活性的测定。

（三）肝素

肝素有加强抗凝血酶灭活丝氨酸蛋白酶的作用,能阻止凝血酶的形成,并阻止血小板聚集,从而阻止血液凝固。肝素是红细胞渗透脆性试验的理想抗凝剂,但不适用于细胞形态学检查。每毫升血液肝素用量为 (15 ± 2.5) U,多为肝素钠盐或钾盐。

（四）枸橼酸盐

常用的有枸橼酸钠,能与血液中 Ca^{2+} 结合形成螯合物,阻止血液凝固。枸橼酸盐抗凝剂的抗凝力不如上述抗凝剂。枸橼酸钠与血液的抗凝比例为 1:9 或 1:4。枸橼酸盐适用于红细胞沉降率及凝血检查,是输血保养液的成分。

二、血液涂片的制备

（一）玻片的清洁

新载玻片常带有游离碱质,必须用 1 mol/L 盐酸溶液清洗。载玻片应清洁、干燥、呈中性、无油腻。

（二）血涂片的制备

1.手工推片法

影响涂片厚薄的因素有血滴大小、推片与载玻片间夹角、推片速度和血细胞比容。一张良好的血涂片应厚薄适宜、头体尾明显、细胞分布均匀、血膜边缘整齐,并留有一定空隙。

2.厚血膜涂片法

载玻片中央置血 1 滴,用推片将血由内向外旋转涂成厚薄均匀、直径约 1.5 cm 的圆形血膜,待干后,加蒸馏水使红细胞溶解,再干后染色进行镜检。

第三节 细胞染色

血涂片在用光学显微镜观察前需要固定和染色。

固定是使细胞蛋白质和多糖等成分迅速交联凝固,以保持细胞原有的形态结构不发生变化。

染色是使细胞的主要结构,如细胞膜、细胞质、细胞核等染上不同的颜色,以便在镜下观察识别。血涂片染色方法大多源自罗氏染色法,常用的有瑞氏染色法、吉姆萨染色法。

一、瑞氏染色法

(一)瑞氏染料

瑞氏染料由酸性染料伊红和碱性染料亚甲蓝组成。

1.伊红

伊红通常为钠盐,有色部分为阴离子。

2.亚甲蓝

亚甲蓝(又名美蓝)为四甲基硫堇染料,有对醌型和邻醌型两种结构,通常为氯盐,即氯化亚甲蓝,有色部分为阳离子。亚甲蓝容易氧化为一、二、三甲基硫堇等次级染料(即天青)。将适量伊红、亚甲蓝溶解在甲醇中,即为瑞氏染料。

甲醇的作用:①溶解亚甲蓝和伊红;②固定细胞形态。

(二)染色原理

既有物理的吸附作用,又有化学的亲和作用。各种细胞成分的化学性质不同,对各种染料的亲和力也不同。

(1)血红蛋白、嗜酸性颗粒为碱性蛋白质,与酸性染料伊红结合,染成粉红色,称为嗜酸性物质。

(2)细胞核蛋白、淋巴细胞、嗜碱性粒细胞胞质为酸性,与碱性染料亚甲蓝或天青结合,染成紫蓝色或蓝色,称为嗜碱性物质。

(3)中性颗粒呈等电状态,与伊红和亚甲蓝均可结合,染成淡紫红色,称为嗜中性物质。

(4)原始红细胞、早幼红细胞胞质及核仁含较多酸性物质,染成较浓厚的蓝色。

(5)中幼红细胞既含酸性物质,又含碱性物质,染成红蓝色或灰红色。

(6)完全成熟红细胞,酸性物质彻底消失后,染成粉红色。

(三)pH 的影响

细胞各种成分均属蛋白质,因蛋白质是两性电解质,故其所带电荷随溶液pH 而定。在偏酸性环境中正电荷增多,易与伊红结合,红细胞和嗜酸性粒细胞染色偏红,细胞核呈淡蓝色或不染色;在偏碱性环境中负电荷增多,易与亚甲蓝结合,所有细胞呈灰蓝色,颗粒呈深暗色,嗜酸性颗粒呈暗褐色,甚至棕黑色,中性颗粒偏粗,呈紫黑色。稀释染液必须用缓冲液,冲洗用水应近中性,否则可导致细胞染色呈色异常,形态难以识别。

(四)染色方法和注意事项

(1)血涂片干透后固定,否则细胞在染色过程中容易脱落。

(2)冲洗时应以流水冲洗,不能先倒掉染液,以防染料沉着在血涂片上。冲洗时间不能过久,以防脱色。如血涂片上有染料颗粒沉积,可滴加甲醇,然后立即用流水冲洗。

(3)染色过淡可以复染。复染时应先加缓冲液,然后加染液。染色过深可用流水冲洗或浸泡,也可用甲醇脱色。

(4)瑞氏染色Ⅰ液由瑞氏染料、甲醇(AR 级以上)和甘油组成,Ⅱ液为磷酸盐缓冲液(pH 6.4～6.8)。

二、吉姆萨染色法

(一)染色原理

吉姆萨染液由天青、伊红组成。染色原理和结果与瑞氏染色基本相同。

(二)染色方法和注意事项

(1)需先用甲醇固定 3～5 分钟。

(2)吉姆萨原液由吉姆萨染料、甘油和甲醇组成。染色前,用磷酸盐缓冲液(pH 6.4～6.8)稀释吉姆萨原液 10～20 倍即可使用。

第二章

红细胞检验

第一节 红细胞计数

一、检测原理

(一)手工显微镜法

用等渗稀释液将血液稀释一定倍数,充入血细胞计数池,在显微镜下统计一定体积内的红细胞数,经换算求出每升血液中的红细胞数量。

(二)血液分析仪法

血液分析仪法利用的是电阻抗和(或)光散射原理。

二、方法学评价

(一)手工显微镜法

手工显微镜法是传统方法,不需要特殊设备,但操作复杂、费时。以下情况可使用:①对照核实仪器法白细胞计数减少或血小板计数减少的情况;②受小红细胞干扰的血小板计数结果的校正。

(二)血液分析仪法

血液分析仪法是常用方法,比手工法精确(如电阻抗计数法的变异系数为2%,手工法则>11%),且操作简便、快速。当白细胞计数明显增高时,会干扰红细胞计数和体积测定而产生误差。此法成本高,对环境条件要求高。

三、质量控制

(一)手工法

误差原因为以下4项。

(1)标本:血液发生凝固,使细胞计数减少或分布不均。

(2)操作:稀释、充池、计数不规范。

(3)器材:微量吸管、计数板不标准。

(4)固有误差(计数域误差):估计细胞计数的 95% 可信限和变异系数。采用公式如下:标准差 $s = \sqrt{n}$;95% 可信限=计数值±2s;变异系数 $CV\% = \dfrac{s}{n} \times 100\% = \dfrac{\sqrt{n}}{n} \times 100\%$。

(二)仪器法

仪器应严格按规程操作,并定期进行室内质控和室间质评。

四、参考值

(一)参考值

成年男性 $(4\sim5.5)\times10^{12}/L$;成年女性 $(3.5\sim5.0)\times10^{12}/L$;新生儿 $(6.0\sim7.0)\times10^{12}/L$。

(二)医学决定水平

红细胞计数高于 $6.8\times10^{12}/L$,应采取治疗措施;低于 $3.5\times10^{12}/L$,诊断为贫血,应寻找病因;低于 $1.5\times10^{12}/L$,应考虑输血。

五、临床意义

(一)生理性变化

1.年龄与性别的差异

由于新生儿在出生前处于生理性缺氧状态,故其红细胞计数明显增高,较成人约增加 35%,出生 2 周后逐渐下降,2 个月婴儿约减少 30%。男性红细胞数在 6～7 岁时最低,随年龄增大而逐渐上升,25～30 岁达到高峰,30 岁后随年龄增大而逐渐下降,直到 60 岁尚未停止。女性红细胞数也随年龄增大而逐渐上升,13～15 岁达到高峰,随后受月经、内分泌等因素的影响而逐渐下降,21～35 岁维持最低水平,以后随年龄增大而逐渐上升,与男性水平相当。男女性的红细胞计数在 15～40 岁期间差别明显,主要是男性雄激素水平较高,其中睾酮有促进红细胞造血的作用。

2.精神因素

感情冲动、兴奋、恐惧、冷水浴刺激等可使肾上腺素增多,导致红细胞暂时性增多。

3.剧烈体力运动和劳动

安静时,全身每分钟耗氧 0.3～0.4 L,运动时可达 2～2.5 L,最高可达 4～4.5 L。需氧量增加,红细胞生成素增加,骨髓加速释放红细胞,导致红细胞增多。

4.气压减低

高山地区居民和登山运动员因大气稀薄、氧分压低,在缺氧状态下,红细胞代偿性增生,骨髓产生更多红细胞,导致红细胞增多。高海拔人群的红细胞数约增加 14%。

5.妊娠和老年人

妊娠中、后期,为适应胎盘循环需要,通过神经调节、体液调节,孕妇血浆容量明显增加,血液稀释,导致红细胞减少。妊娠时的红细胞数约减少 16%。

老年人因造血功能明显减退,导致红细胞减少。

(二)红细胞和血红蛋白量减少

红细胞和血红蛋白量减少见于临床上各种原因造成的贫血。通过红细胞计数、血红蛋白测定或血细胞比容测定可诊断贫血,明确贫血程度。贫血原因应进一步检查。按病因将贫血分成以下几类。

1.急性、慢性红细胞丢失过多

各种原因造成的出血,如消化性溃疡、痔疮、十二指肠钩虫病等。

2.红细胞寿命缩短

各种原因造成的溶血,如输血溶血反应、蚕豆病、遗传性球形细胞增多症等。

3.造血原料不足

(1)慢性失血者,铁重新利用率减少、铁供应或吸收不足,由于铁是制造血红蛋白的原料,原料不足导致血红蛋白合成量减少。

(2)先天性或后天性红细胞酶缺陷者,因为铁不能被利用、堆积在细胞内外,使发育中细胞的功能发生障碍,导致红细胞过早死亡,如铁粒幼细胞贫血(红细胞体积小、中心淡染区扩大、血清铁和贮存铁增加、幼稚细胞核周有铁颗粒)。

(3)某些药物,如异烟肼、硫唑嘌呤等。

(4)继发于某些疾病,如类风湿关节炎、白血病、甲状腺功能亢进症、慢性肾功能不全、铅中毒等。

4.骨髓造血功能减退

(1)某些药物,如抗肿瘤药物、磺胺类药物等可抑制骨髓的造血功能。

(2)物理因素,如 X 线、^{60}Co、镭照射等可抑制骨髓的造血功能。

(3)继发于其他疾病,如慢性肾衰竭(因尿素、肌酐、酚、吲哚等物质潴留使骨髓造血功能受影响)。

(4)原发性再生障碍性贫血。

(三)红细胞增多

1.原发性红细胞增多

如真性红细胞增多症、良性家族性红细胞增多症等。真性红细胞增多症是一种原因不明的红系细胞异常增殖性疾病,红细胞计数为(7～10)×10^{12}/L,发生于 40～70 岁年龄组,其外周血红细胞计数明显增多,白细胞和血小板计数增多,有时伴慢性粒细胞性白血病。

2.继发性红细胞增多

(1)心血管病:各种先天性心血管疾病,如房室间隔缺损、法洛四联症等。

(2)肺部疾病:肺气肿、肺源性心脏病、肺纤维化等。

(3)异常血红蛋白病。

(4)肾上腺皮质功能亢进(库欣病):可能与皮质激素刺激骨髓使红细胞生成过多有关。

(5)某些药物,如肾上腺素、糖皮质激素、雄激素等。

(6)相对性红细胞增多:如呕吐、严重腹泻、多汗、多尿、大面积烧伤、晚期消化道肿瘤而长期不能进食等引起血液浓缩、血液中有形成分相对增多,多为暂时性增多。

六、操作方法

(一)血细胞计数板(改良牛鲍计数板)

血细胞计数板是用优质厚玻璃制成。每块计数板由"H"形凹槽分为 2 个同样的计数池。计数池两侧各有一条支持柱,将特制的专用盖玻片覆盖其上,形成高 0.10 mm 的计数池。计数池内划有长、宽各 3.0 mm 的方格,分为 9 个大格,每个大格面积为 1.0 mm²,容积为 0.1 mm³(μL)。其中,中央大方格用双线分成 25 个中方格,位于正中及四角的 5 个中方格是红细胞和血小板计数区域,每个中方格用单线分为 16 个小方格。四角的 4 个大方格是白细胞计数区域,用单线划分为 16 个中方格。大方格每边长度允许误差为±1%,即(1±0.01)mm,盖玻片与计数池间隙深度允许误差为±2％,即(0.1±0.002)mm。

(二)盖玻片

盖玻片是专用的玻璃盖片,要求表面平整光滑,两面平整度在 0.002 mm 以内,盖玻片规格是 24 mm×20 mm×0.6 mm。

(三)微量吸管

微量吸管为一次性定量(10 μL 或 20 μL)毛细管采血管,使用前应经水银称重法校正(误差应为±1％)。使用后,应用 2 g/L 过氧乙酸消毒 2 小时,然后依次用蒸馏水冲洗、95％乙醇脱水、乙醚干燥。

(四)红细胞计数操作和注意事项

1.计数和计算

在 2 mL 红细胞稀释液中加血液 10 μL,混匀后,充入计数池,静置 3～5 分钟后,在高倍镜下,计数中央大方格内 4 角和正中 5 个中方格内的红细胞数。计数时需遵循一定方向逐格进行,以免重复或遗漏,对压线细胞采用数左不数右、数上不数下的原则计数。计算公式如下:

$$红细胞/L = N \times \frac{25}{5} \times 10 \times 10^6 \times 200 = N \times 10^{10} = \frac{N}{100} \times 10^{12}$$

2.清洁

应保证计数板和盖玻片清洁。操作时,勿接触计数板表面,以防污染。使用后,依次用 95％乙醇、蒸馏水棉球、清洁绸布擦净。

3.充池

需一次完成充池,如充池过少、过多或有气泡,应重新操作,充池后不能移动盖玻片。若红细胞在计数池中分布不均,每个中方格间相差超过 20 个时,应重新充池,两次红细胞计数相差不得超过 5％。

4.计数板

血细胞计数板每年要鉴定 1 次,以免影响计数结果的准确性。

5.白细胞影响

通常白细胞计数较少,仅相当于红细胞的 1/1 000～1/500,对结果影响很小,可以忽略不计。但白细胞计数过高者(＞100×10⁹/L),应对红细胞计数结果进行校正。校正方法有两种:①直接用患者红细胞数减去白细胞数;②在高倍镜下勿将白细胞计入,白细胞体积常比红细胞略大,中央无凹陷,细胞核隐约可见,无黄绿色折光。

6.红细胞稀释液

Hayem 液由氯化钠(调节渗透压)、硫酸钠(提高比重,防止细胞粘连)、氯化汞(防腐)和蒸馏水组成。枸橼酸钠稀释液由枸橼酸钠(抗凝和维持渗透压)、甲醛(防腐和固定红细胞)、氯化钠(调节渗透压)和蒸馏水组成。

第二节　血红蛋白测定

一、检测原理

(一)氰化高铁血红蛋白(hemiglobincyanide,HiCN)测定法

血液中除硫化血红蛋白外的各种血红蛋白(如氧合血红蛋白、碳氧血红蛋白或其他衍生物)均可被高铁氰化钾氧化为高铁血红蛋白,再和 CN^- 结合生成稳定的棕红色复合物——HiCN,其在 540 nm 处有一个吸收峰,用分光光度计测定该处的吸光度,经换算即可得到每升血液中的血红蛋白浓度,也可通过制备的标准曲线查得血红蛋白浓度。

(二)十二烷基硫酸钠血红蛋白测定法

血液中除硫化血红蛋白外的各种血红蛋白均可与低浓度十二烷基硫酸钠作用,生成十二烷基硫酸钠血红蛋白棕红色化合物,用分光光度计测定波峰 538 nm处吸光度,经换算可得到每升血液中的血红蛋白浓度。

二、方法学评价

血红蛋白测定方法大致分为以下几种:①根据血红蛋白分子组成测血红蛋白(全血铁法);②根据血液物理特性测血红蛋白(比重法、折射仪法);③根据血红蛋白与 O_2 可逆性结合的特性测血红蛋白(血气分析法);④根据血红蛋白衍生物光谱特征定量测血红蛋白(比色法)。

(一)HiCN 测定法

该法具有操作简单、显色快、结果稳定可靠、读取吸光度后可直接定值等优点。其致命的弱点是氰化钾试剂有剧毒,使用或管理不当可造成公害。

(二)十二烷基硫酸钠血红蛋白测定法

该法具有操作简单、呈色稳定、准确性和精确性符合要求、无公害等优点。

但由于摩尔消光系数尚未最后确认,不能直接用吸光度计算血红蛋白浓度,而且十二烷基硫酸钠试剂本身质量差异较大,会影响检测结果。

(三)叠氮高铁血红蛋白法

该法优点与 HiCN 测定法相似,最大吸收峰在 542 nm,显色快、结果稳定,试剂毒性仅为 HiCN 测定法的 1/7,但仍存在公害问题。

(四)碱羟血红蛋白测定法

该法试剂简单、呈色稳定、无公害,吸收峰在 575 nm,可用氯化血红素作为标准品。但仪器多采用 540 nm 左右的滤光板,限制了此法使用。

(五)溴代十六烷基三甲铵血红蛋白测定法

该法试剂溶血性强,且不破坏白细胞,适用于仪器上自动检测血红蛋白和白细胞。缺点是测定结果的准确度和精密度不佳。

(六)血细胞分析仪测定法

该法的优点是操作简单、快速,同时可获得多项红细胞参数,血红蛋白测定原理与手工法相似,但由于各型仪器使用溶血剂不同,形成血红蛋白的衍生物不同。仪器要经 HiCN 标准液校正后才能使用。仪器法测定精度约为 1%。

三、质量控制

(一)样本

异常血浆蛋白质、高脂血症、白细胞计数超过 $30 \times 10^9/L$、脂滴等可产生浊度,干扰血红蛋白测定。

(二)采血部位

部位不同,结果不同,静脉血比毛细血管血低 10%~15%。

(三)结果分析

测定值假性增高的原因是稀释倍数不准、红细胞溶解不当、血浆中脂质或蛋白质量增加。

(四)HiCN 参考液

HiCN 参考液是制备标准曲线、计算 K 值、校准仪器和其他测定方法的重要物质。国际血液学标准委员会公布了 HiCN 参考液的制备方法和规格。参考品质量标准如下。

(1)图形扫描波峰(540±1)nm,波谷 504~502 nm。

（2）$A_{\lambda 540 nm}/A_{\lambda 504 nm}=1.590\sim1.630$。

（3）$A_{\lambda 750 nm}\leqslant0.002$。

（4）无菌试验：普通培养和厌氧培养阴性。

（5）精密度：随机抽样 10 支测定，$CV\leqslant0.5\%$。

（6）准确度：以世界卫生组织 HiCN 参考品为标准进行测定，测定值与标示值之差为 $\pm0.5\%$。

（7）稳定性：3 年内不变质，测定值不变。

（8）分装于棕色安瓿内，每支不少于 10 mL。

（9）标签应写明产品名称、批号、含量、有效期、生产日期、贮存法等。

（五）质控物

（1）ACD 抗凝全血：4 ℃环境可保存 3～5 周，用于红细胞、血红蛋白和白细胞质控。

（2）进口全血质控物：用于多参数血细胞分析仪红细胞、血红蛋白和白细胞质控。

（3）醛化半固定红细胞：4 ℃环境可保存 50～60 天，用于红细胞、血红蛋白质控。

（4）溶血液：用于血红蛋白质控。

（5）冻干全血：可长期保存，用于血红蛋白质控。

四、参考值

成年：男性 120～160 g/L，女性 110～150 g/L。新生儿：170～200 g/L。老年人（70 岁以上）：男性 94.2～122.2 g/L，女性 86.5～111.8 g/L。

五、临床意义

（一）生理性变化

（1）年龄：随年龄增长，血红蛋白量可增高或减低，和红细胞变化相似。

（2）时间：红细胞和血红蛋白量在一天内有波动，上午 7 时达高峰，随后下降。

（二）病理性变化

血红蛋白测定临床意义和红细胞计数相似，但在贫血程度的判断上优于红细胞计数。需注意以下问题。

（1）某些疾病，血红蛋白和红细胞浓度不一定能正确反映全身红细胞的总容量。如大量失血时,在补充液体前,虽然循环血容量缩小,但血液浓度很少变化,从血红蛋白浓度来看,很难反映出存在贫血。如水潴留时,血浆容量增大,即使红细胞容量正常,但血液浓度减低,从血红蛋白浓度来看,已存在贫血现象;反之,失水时,血浆容量缩小,即使血液浓度增高,但红细胞容量减少,从血红蛋白浓度来看,贫血不明显。

(2)发生大细胞性贫血或小细胞低色素贫血时,红细胞计数与血红蛋白浓度不成比例。大细胞性贫血的血红蛋白浓度相对偏高,小细胞低色素贫血的血红蛋白浓度减低,但红细胞计数可正常。

六、HiCN 测定法操作

(一)测定

在 5 mL HiCN 转化液中加 20 μL 血液,充分混合,静置 5 分钟后,在波长 540 nm 处,光径(比色杯内径)1.000 cm,HiCN 转化液或蒸馏水调零,测定吸光度。

(二)计算

计算公式如下:

$$血红蛋白(g/L) = \frac{A_{HiCN}^{\lambda 540}}{44} \times \frac{64\ 458}{1\ 000} \times 251 = A \times 367.7$$

根据公式直接计算。式中 A 为样本吸光度,44 为毫摩尔消光系数,64 458/1 000 为 1 mol/L 血红蛋白溶液中所含血红蛋白克数,251 为稀释倍数。绘制标准曲线。采用 HiCN 参考液(50 g/L,100 g/L,150 g/L,200 g/L),在分光光度计上,波长 540 nm 处,测定各种参考液的吸光度,以参考液血红蛋白含量为横坐标,吸光度为纵坐标,绘制标准曲线,或求出换算常数(K)K = ΣHb/ΣA。然后,根据样本吸光度(A)在标准曲线查出血红蛋白浓度,或用 K 值计算:血红蛋白(g/L) = K × A。

(三)HiCN 贮存

转化液应贮存在棕色有塞玻璃瓶中,不能贮存在塑料瓶中,否则会使测定结果偏低。HiCN 转化液一般可在 4 ℃环境中保存数月,不能在 0 ℃以下环境中保存,因为结冰可使高铁氰化钾还原,使试剂失效。

(四)干扰

HiCN 转化液是一种低离子强度、pH 近中性(7.2±0.2)的溶液。样本中白细胞计数过高或球蛋白异常增高时,会干扰检测结果。解决方法如下:白细胞计数过高者,离心后取上清液比色;球蛋白异常增高者(如肝硬化者),比色液中加入少许固体氯化钠或碳酸钾,混匀后,待溶液澄清时再比色。

(五)氰化钾试剂

氰化钾试剂是剧毒品,测定后的废液在处理时,应首先以水稀释废液(1∶1),再加次氯酸钠 35 mL/L,充分混匀,放置 15 小时以上,使 CN^- 氧化成 CO_2 和 N_2 挥发,或水解成 CO_3^{2-} 和 NH_4^+,再排入下水道。废液不能直接与酸性溶液混合,因为氰化钾遇酸可产生有剧毒的氰氢酸气体。

第三节 红细胞形态检验

一、检测原理

红细胞形态检查与血红蛋白测定、红细胞计数结果相结合,可粗略推断贫血原因,对贫血的诊断和鉴别诊断有很重要的临床价值。将细胞分布均匀的血涂片进行染色(如瑞氏染色)后,根据各种细胞和成分各自的呈色特点,在显微镜下进行观察和识别。

二、方法学评价

血涂片观察一方面用于估计血细胞的相对数量,作为仪器质控方法之一;另一方面,通过形态学识别,可用于初步判断贫血原因。但制片不当,常使细胞鉴别发生困难,甚至产生错误结论。

三、质量控制

(1)选择细胞分布均匀的区域。

(2)注意检查顺序的完整性:应先在低倍镜下估计细胞分布和染色情况,再用油镜观察血膜体尾交界处的细胞形态,同时浏览是否存在其他异常细胞,如幼稚细胞或有核红细胞等,有时异常成分常集中分布在血涂片边缘,应注意观察。

四、参考值

瑞氏染色血涂片中可见成熟红细胞形态为双凹圆盘形,细胞大小一致,平均直径为7.2 μm,呈淡粉红色,中央 1/3 为生理性淡染区,胞质内无异常结构。

五、临床意义

(一)红细胞大小改变

1.小红细胞

小红细胞指直径＜6 μm 的红细胞。正常人偶见。小红细胞血红蛋白合成障碍,生理性淡染区扩大,见于缺铁性贫血、珠蛋白生成障碍性贫血;小红细胞血红蛋白充盈良好,生理性淡染区消失,见于遗传性球形细胞增多症。

2.大红细胞

大红细胞指直径＞10 μm 的红细胞,为未完全成熟红细胞,体积较大,因残留脱氧核糖核酸,瑞氏染色后呈多色性或嗜碱性点彩。大红细胞见于巨幼红细胞贫血、溶血性贫血、恶性贫血等疾病。

3.巨红细胞

巨红细胞指直径＞15 μm 的红细胞,因叶酸、维生素 B_{12} 缺乏使幼稚细胞内 DNA 合成不足,不能按时分裂,脱核后成为巨大红细胞,血涂片还可见分叶过多的中性粒细胞。巨红细胞见于巨幼红细胞贫血。

4.红细胞大小不均

红细胞间直径相差 1 倍以上,大者可达 12 μm,小者仅 2.5 μm,与骨髓粗制滥造红细胞有关。红细胞大小不均见于严重的增生性贫血(如巨幼红细胞贫血)。

(二)红细胞内血红蛋白含量改变

1.正常色素性

红细胞呈淡红色,中央有生理性浅染区,见于正常人及急性失血、再生障碍性贫血、白血病等疾病。

2.低色素性

红细胞中央生理性浅染区扩大,成为环形红细胞,提示血红蛋白含量明显减少,见于缺铁性贫血、珠蛋白生成障碍性贫血、铁幼粒细胞性贫血、某些血红蛋白病等疾病。

3.高色素性

红细胞中央浅染区消失,整个红细胞染成红色,胞体增大,平均红细胞血红蛋白含量增高,平均血红蛋白浓度正常,见于巨幼红细胞贫血。

4.多色性

多色性是尚未完全成熟的红细胞,胞体较大,胞质内尚存少量嗜碱性物质,红细胞染成灰红色或淡灰蓝色,见于正常人(占 1% 左右)及骨髓造红细胞功能活跃者(如溶血性或急性失血性贫血)。

5.细胞着色不一

同一血涂片同时出现低色素、正常色素性两种细胞,又称双形性贫血,见于铁粒幼红细胞性贫血。

(三)红细胞形状改变

1.球形红细胞

细胞中央着色深、体积小、直径与厚度比<2.4∶1(正常值为 3.4∶1),球形红细胞气体交换功能较正常红细胞为弱,且容易导致破坏、溶解,见于遗传性和获得性球形细胞增多症(如自身免疫溶血性贫血、直接理化损伤如烧伤等)患者和小儿。

2.椭圆形红细胞

细胞呈椭圆形、杆形,两端钝圆,长轴增长,短轴缩短,长是宽的 3~4 倍,长径为 12.5 μm,横径为 2.5 μm。其红细胞生存时间一般正常或缩短,血红蛋白正常,与遗传性细胞膜异常基因有关,细胞成熟后呈椭圆形,置于高渗、等渗、低渗、正常血清内,其椭圆形保持不变。椭圆形红细胞见于遗传性椭圆形细胞增多症(可达 25%~75%)、大细胞性贫血(可达 25%)、缺铁性贫血、骨髓纤维化、巨幼红细胞贫血、镰形细胞性贫血者及正常人(约占 1%,不超过 15%)。

3.靶形红细胞

细胞中央染色较深,外围为苍白区域,而边缘又深染,形如射击之靶。中央深染区有时呈细胞边缘延伸的半岛状或柄状。靶形红细胞直径比正常红细胞大,但厚度变薄,由红细胞内血红蛋白化学成分发生变异和铁代谢异常所致,形成过程如下:红细胞中血红蛋白溶解成镰状或弓形空白区,随后弓形空白区两端继续弯曲延伸,形成环形透明带,细胞生存时间约为正常细胞的一半或更短。靶形红细胞见于各种低色素性贫血(如珠蛋白生成障碍性贫血)、阻塞性黄疸及脾切除术后患者。

4.口形红细胞

细胞中央有裂缝,中央淡染区呈扁平状,似张开的口形或鱼口,细胞有膜异常,Na^+ 通透性增加,细胞膜变硬,使脆性增加,细胞生存时间缩短。口形红细胞见于口形红细胞增多症、小儿消化系统疾患引起的贫血、酒精中毒、某些溶血性贫血、肝病患者和正常人(<4%)。

5.镰形红细胞

细胞呈镰刀状、线条状或 L、S、V 形等,是含有异常血红蛋白的红细胞。在缺氧情况下,溶解度减低,形成长形或尖形结晶体,使细胞膜发生变形。检查镰形红细胞时,需加还原剂(如偏亚硫酸钠)后观察。镰形红细胞见于镰状细胞贫血患者。

6.棘红细胞

细胞表面有针状突起、间距不规则、长和宽不一,见于遗传性或获得性 β-脂蛋白缺乏症(高达 70%~80%)、脾切除术后、酒精中毒性肝病、尿毒症。需与皱缩红细胞(锯齿状红细胞)鉴别,皱缩红细胞边缘呈锯齿形、排列紧密、大小相等、外端较尖。

7.裂红细胞

裂红细胞为红细胞碎片或不完整红细胞,大小不一、外形不规则,呈刺形、盔形、三角形、扭转形等,是细胞通过阻塞的、管腔狭小的微血管所致。裂红细胞见于弥散性血管内凝血、微血管病性溶血性贫血、重型珠蛋白生成障碍性贫血、巨幼红细胞贫血、严重烧伤者和正常人(<2%)。

8.缗钱状红细胞

红细胞互相连接如缗钱状,是血浆中某些蛋白(纤维蛋白原、球蛋白)增高,使红细胞正负电荷发生改变所致。

9.有核红细胞(幼稚红细胞)

除 1 周内婴幼儿血涂片中可见少量有核红细胞外,其他均为病理现象,包括以下 4 项。

(1)溶血性贫血:严重的溶血性贫血、新生儿溶血性贫血、自身免疫性溶血性贫血、巨幼红细胞贫血。因红细胞大量破坏、机体相对缺氧,使红细胞生成素水平增高,骨髓红细胞增生,网织红细胞和部分幼稚红细胞提前释放入血。

(2)造血系统恶性疾患或骨髓转移性肿瘤:各种急性白血病、慢性白血病、红白血病。由于骨髓内充满大量白血病细胞而使幼红细胞提前释放,或由髓外造血所致,有核红细胞以中、晚幼红细胞为主。红白血病时,可见更早阶段幼稚红细胞,并伴形态异常。

(3)慢性骨髓增生性疾病:如骨髓纤维化,血涂片可见来自髓外造血和纤维化的骨髓的有核红细胞。

(4)脾切除后:骨髓中个别有核红细胞能到达髓窦,当脾切除后,不能被脾脏扣留,从而进入外周血。

10.其他

(1)新月形红细胞:红细胞着色极淡、残缺不全、体积大、状如新月形、直径约 20 μm,见于某些溶血性贫血(如阵发性睡眠性血红蛋白尿症)患者。

(2)泪滴形红细胞:红细胞形如泪滴样或梨状,因细胞内含有 Heinz 小体或包涵体,或红细胞膜被粘连而拉长所致。泪滴形红细胞见于贫血、骨髓纤维化患者和正常人。

(3)红细胞形态不整:出现不规则的奇异形状,如豆状、梨形、蝌蚪状、麦粒状、棍棒形等。红细胞形态不整见于某些感染、严重贫血、巨幼红细胞贫血患者。

(四)红细胞内出现异常结构

1.嗜碱性点彩红细胞

瑞氏染色后,胞质内出现形态不一的蓝色颗粒(变性 RNA),属于未完全成熟红细胞,颗粒大小不一、多少不等,原因为重金属损伤细胞膜,使嗜碱性物质凝集,或嗜碱性物质变性,或血红蛋白合成中阻断原卟啉与铁结合,见于铅中毒患者。正常人血涂片中很少见到嗜碱性点彩红细胞(约占 1/10 000)。其他各类贫血见到点彩红细胞表明骨髓造血旺盛或有紊乱现象。

2.豪焦小体(染色质小体)

成熟红细胞或幼红细胞胞质内含有一个或多个直径为 1~2 μm 的暗紫红色圆形小体,为核碎裂、溶解后的残余部分。豪焦小体见于脾切除后、无脾症、脾萎缩、脾功能低下、红白血病、某些贫血(如巨幼红细胞贫血)患者。

3.卡波环

在嗜多色性、碱性点彩红细胞胞质中出现紫红色细线圈状结构,呈环形、"8"字形,为核膜残余物、纺锤体残余物(电镜下可见形成纺锤体的微细管着色点异常)、脂蛋白变性物。卡波环见于白血病、巨幼红细胞贫血、增生性贫血、铅中毒、脾切除后患者。

4.寄生虫

红细胞胞质内可见疟原虫、微丝蚴、杜氏利什曼原虫等病原体。

第四节 血细胞比容测定

一、检测原理

血细胞比容是指在一定条件下,经离心沉淀压紧的红细胞在全血样本中所占比值。

(一)离心法

离心法包括温氏法、微量法。离心法是指将抗凝血置于孔径统一的温氏管或毛细玻璃管中,以一定转速离心一定时间后,计算红细胞层占全血的体积比。

(二)血液分析仪法

原理是当细胞通过计数小孔时,形成相应大小的脉冲,脉冲的多少即为细胞数量,脉冲高度为细胞体积,通过红细胞平均体积和红细胞计数即求得血细胞比容:血细胞比容=红细胞平均体积×红细胞计数。

二、方法学评价

(一)离心法

1.温氏法

温氏法采用中速离心,不能完全排除红细胞间残留血浆,测定结果偏高,已淘汰。

2.微量法

微量法采用高速离心,细胞间残留血浆比温氏法少(约2%),且样本用量小、操作简便。

(二)血液分析仪法

仪器法血细胞比容为1%,手工法血细胞比容为2%。仪器法应注意红细胞增多症或血浆渗透压异常时会出现误差。

三、质量控制

(一)离心法

抗凝剂量不准确、混匀不充分、离心速度不够会产生误差。红细胞形态异常

(如小红细胞、大红细胞、椭圆形红细胞、镰形红细胞)或红细胞增多症可使血浆残留量增加 6%。当红细胞计数增高时,血细胞比容明显增高,血浆残留也会增加。

(二)血液分析仪法

要注意血细胞比容是否与红细胞计数、红细胞平均体积相关。

四、参考值

(一)温氏法

男性:0.40~0.50;女性:0.37~0.48。

(二)微量法

男性:0.47±0.04;女性:0.42±0.05。

五、临床意义

(一)增高

血细胞比容增高见于各种原因所致血液浓缩,如大量呕吐、大手术后、腹泻、失血、大面积烧伤、真性红细胞增多症、继发性红细胞增多症等患者。

(二)减低

血细胞比容减低见于各种贫血患者。但不同类型的贫血,血细胞比容减少程度与红细胞计数值不完全一致。

(三)输液评估

血细胞比容可用于评估血浆容量有无增减或浓缩稀释程度,有助于控制补液量和了解体液平衡情况,是临床输血、输液治疗疗效观察的指标。

(四)计算平均值

血细胞比容可作为红细胞平均体积、红细胞平均血红蛋白浓度计算的基础数据。

(五)真红诊断指标

血细胞比容＞0.7,红细胞数为$(7\sim10)\times10^{12}/L$,血红蛋白＞180 g/L 即可诊断。

六、操作方法

(一)温氏法

取乙二胺四乙酸钾盐或肝素抗凝静脉血 2 mL,加入温氏管中,用水平离心机以 2 264 g(即有效半径 22.5 cm,3 000 r/min),离心 30 分钟,离心后血液分为 5 层,自上而下分别为血浆层、血小板层、白细胞层和有核红细胞层、还原红细胞层(紫黑红色)、带氧红细胞层(鲜红色)。读取还原红细胞层柱高的毫米数,乘以 0.01,即为每升血液中红细胞体积的升数。

(二)微量法

取抗凝全血或外周血,充入一次性毛细玻璃管(管长 75 mm,内径 0.8~1.0 mm,壁厚 0.20~0.25 mm,每支含肝素 2 U)的 2/3(50 mm)处,封口后,用水平式毛细管血液离心机以 12 000 r/min(相对离心力≥10 000 g)的转速,离心 5 分钟,用专用读数板或刻度尺,读取还原红细胞层和全层长度,计算血细胞比容值。

橡皮泥封管口底面应平整,以深入毛细血管内 2 mm 左右为宜。应做双份试验,结果之差应<0.01。

第五节　红细胞平均指数

一、检测原理

(一)手工法

通过红细胞计数、血红蛋白量和血细胞比容值计算红细胞平均指数。

1.红细胞平均体积

$$红细胞平均体积 = \frac{每升血液中血细胞比容}{每升血液中红细胞个数}(fL)$$

代表每个红细胞平均体积的大小。

2.红细胞平均血红蛋白含量

$$红细胞平均血红蛋白含量 = \frac{每升血液中血红蛋白含量}{每升血液中红细胞个数}(pg)$$

代表每个红细胞内平均所含血红蛋白的量。

3.红细胞平均血红蛋白浓度

$$红细胞平均血红蛋白浓度 = \frac{每升血液中血红蛋白含量}{每升血液中血细胞比容}(g/L)$$

代表平均每升红细胞中所含血红蛋白浓度。

(二)血液分析仪

能直接导出红细胞平均体积值,再结合直接测定的红细胞计数和血红蛋白量,计算出红细胞平均血红蛋白含量和红细胞平均血红蛋白浓度。

二、方法学评价

(一)红细胞平均体积

红细胞凝集(如冷凝集综合征)、严重高血糖症(葡萄糖高于 60 g/L)可使红细胞平均体积假性增高。

(二)红细胞平均血红蛋白含量

高脂血症、白细胞增多症可使红细胞平均血红蛋白含量假性增高。

(三)红细胞平均血红蛋白浓度

红细胞平均血红蛋白浓度受血细胞比容(血浆残留或出现异常红细胞)和血红蛋白(高脂血症、白细胞增多症)的影响。

三、质量控制

(一)手工法

红细胞计数、血红蛋白、血细胞比容测定数据必须准确可靠。

(二)血液分析仪法

利用人群红细胞平均指数相当稳定的原理,用 X_B 分析法或浮动均值法对血液分析仪进行质量控制。

四、参考值

见表 2-1。

五、临床意义

红细胞平均指数可作为贫血形态学分类依据(表 2-2)。

表 2-1 不同人群红细胞指数的参考范围

年龄阶段	红细胞平均体积(fL)	红细胞平均血红蛋白含量(pg)	红细胞平均血红蛋白浓度(g/L)
新生儿	86～120	27～36	250～370
1～3 岁	79～104	25～32	280～350
成人	80～100	26～34	320～360
老年人	81～103	27～35	310～360

表 2-2 贫血的红细胞形态学分类

贫血分类	红细胞平均体积	红细胞平均血红蛋白含量	红细胞平均血红蛋白浓度	贫血名称
正细胞贫血	正常	正常	正常	再生障碍性贫血、急性失血性贫血、某些溶血性贫血
大细胞贫血	增高	增高	正常	各种造血物质缺乏或利用不良的贫血
单纯小细胞贫血	减低	减低	正常	慢性感染、慢性肝肾疾病性贫血
小细胞低色素贫血	减低	减低	减低	缺铁性贫血及铁利用不良贫血,慢性失血性贫血

小红细胞性贫血可低至红细胞平均体积 50 fL、红细胞平均血红蛋白含量 15 pg、红细胞平均血红蛋白浓度 220 g/L;大红细胞可高至红细胞平均体积 150 fL、红细胞平均血红蛋白含量 45 pg,但红细胞平均血红蛋白浓度正常或减低;红细胞平均血红蛋白浓度增高见于球形细胞增多症,但不超过 380 g/L。

红细胞平均指数仅代表红细胞平均值,有一定局限性。如溶血性贫血和急性白血病,虽然属于正细胞性贫血,但红细胞可有明显的大小不均和异形,大红细胞性贫血也可有小红细胞存在,小红细胞贫血也可有大红细胞存在,必须做血涂片检查才能较为准确地诊断。

第三章

白细胞检验

第一节　白细胞计数

一、检测原理

白细胞(white blood cell,WBC)计数指测定单位体积血液中各种白细胞总数,包括显微镜计数法和血液分析仪计数法。

二、方法学评价

(一)显微镜计数法

简便易行、不需昂贵仪器,但重复性和准确性较差,受微量吸管、血细胞计数板、细胞分布、人为因素等多种情况影响。

(二)血液分析仪计数法

计数细胞数量多、速度快、易于标准化、计数精确性较高,适合大规模人群健康筛查,但需特殊仪器。某些人为因素(如抗凝不充分)、病理情况(如出现有核红细胞、巨大血小板、血小板凝集等)可干扰白细胞计数。使用前须按美国临床和实验室标准协会规定方法对仪器进行校准,且须认真坚持日常质控工作。

三、质量控制

(一)经验控制

(1)与红细胞数比较:正常情况下,红细胞计数/白细胞计数为(500～1 000):1。根据红细胞计数值,可估计白细胞计数是否正确。

(2)与血涂片白细胞分布密度一致性(表3-1)。

表 3-1　血涂片上白细胞分布密度与白细胞数量关系

血涂片上白细胞数/HP	白细胞（×10⁹/L）
2～4	（4～7）
4～6	（7～9）
6～10	（10～12）
10～12	（13～18）

（二）计数误差

1.技术误差

通过熟练操作、仪器校准而减小甚至避免误差。

2.固有误差

固有误差是计数室内每次血细胞分布不可能完全相同所致的误差，与计数细胞数量成反比，计数量越大，误差越小。若白细胞数太低（<3×10⁹/L），可增加计数量（数 8 个大方格内的白细胞数）或减低稀释倍数；若白细胞数太高（>15×10⁹/L），可增加稀释倍数。此外，固有误差还包括计数室和吸管的使用次数，即计数误差和吸管误差。同一稀释血液采用多支吸管稀释，在多个计数板内计数，较同一稀释液在同一计数板多次计数所得结果更接近真值。

3.有核红细胞

正常情况下，外周血中不会出现有核红细胞。若出现大量有核红细胞，由于其不能被白细胞稀释液破坏，计数时与白细胞一同被计数，使白细胞计数值假性增高。此时，白细胞计数应进行校正，公式如下：

$$校正后白细胞数/L＝校正前白细胞数×\frac{100}{100＋Y}$$

Y 为白细胞分类计数时，100 个白细胞中有核红细胞的数量。

（三）质量控制

1.常规考核标准

基于白细胞在计数池四大格的分布情况而定，计算公式如下：

$$常规考核标准＝\frac{四大格所见白细胞最大值－最小值}{四大格所见白细胞平均值}×100\%$$

若白细胞≤4×10⁹/L，常规考核标准应<30%；白细胞为（4.1～14.9）×10⁹/L，常规考核标准应<20%；白细胞≥15×10⁹/L，常规考核标准应<15%。超过上述标准应重新充池计数。

2.变异百分数(V)评价法

计算公式如下:

$$V=\frac{|X_i-X_m|}{X_m}\times100$$

其中 X 为测定值, X_i、X_m 为靶值,计算质量得分 $=100-(V\times2)$。若得分为 90 分以上为 A 级(优),80~89 分为 B 级(良),70~79 分为 C 级(中),60~69 分为 D 级(及格), <60 分为 E 级(不及格)。

3.两差比值(r)评价法

两差比值评价法是同一标本在短时间内重复 2 次测定之差与 2 次细胞计数标准差的比值。计算公式如下:

$$r=\frac{|X_1-X_2|}{\sqrt{X_1+X_2}}$$

其中 X_1、X_2 分别为第一、第二次细胞计数值,计算质量得分 $=100-($ 两差比值 $\times20.1)$。评价方法同变异百分数法。

4.双份计数标准差评价法

双份计数标准差评价法是多个标本每份均做双份测定,计算双份计数值差值和标准差。计算公式如下:

$$CV\%=\frac{s}{\bar{x}}\times100\%$$

$$\bar{x}=\frac{\sum x_1+\sum x_2}{2n},s=\frac{\sqrt{\sum(x_1-x_2)^2}}{2n}$$

其中,计算质量得分 $=100-(CV\times2)$。评价方法同变异百分数法。

四、参考值

成人:$(4\sim10)\times10^9/L$。新生儿:$(15\sim20)\times10^9/L$。6 个月~2 岁婴幼儿:$(11\sim12)\times10^9/L$。儿童:$(5\sim12)\times10^9/L$。

五、临床意义

由于中性粒细胞占白细胞总数的 $50\%\sim70\%$,其增高和减低直接影响白细胞总数变化,所以白细胞计数与中性粒细胞计数的临床意义基本上一致。

六、操作方法

(一)显微镜计数法

0.38 mL 白细胞稀释液加 20 μL 血液,充分混匀后充入计数池,然后静置

2～3分钟,在低倍镜下计数四角 4 个大方格内白细胞的总数,最后计算每升血液中白细胞数值,公式如下:

$$白细胞数 = \frac{4 个大方格内白细胞数(N)}{4} \times 10 \times 20 \times 10^6 = \frac{N}{20} \times 10^9/L$$

(二)注意事项

与红细胞计数相同,但各大方格间细胞计数结果相差不超过 10%,否则应重新充池。

第二节　白细胞分类计数

白细胞分类计数是将血液制成涂片,经染色后在显微镜下用油镜分类,求得各类型白细胞的比值(百分率)和绝对值(绝对值＝白细胞计数值×白细胞分类计数百分率)。

一、方法学评价

(一)显微镜目视分类计数法

该法是传统经典的白细胞分类计数法,它可以直观地根据细胞形态进行分类计数,对各种细胞形态的病理变化均能较正确辨认,是白细胞分类计数的参考方法。但是在工作量大的情况下效率低,细胞分类的重复性较差,同时还受检验人员的经验及血涂片质量的好坏影响。

(二)血细胞分析仪法

应用电学、光学、细胞化学等技术来分析细胞的大小、细胞核的形状及胞质中颗粒的性质,进而做出细胞的分类。这种分类法的测定速度快,重复性好,易于标准化,成为血液白细胞分类、筛检的首选方法。但是,在细胞出现病理变化时,特别是出现幼稚细胞时,应采用显微镜目视分类计数法,绝不能以血细胞分析仪法代替显微镜目视分类计数法。

二、质量控制

以显微镜目视分类计数法为例。

（一）低倍镜检查

先用低倍镜检查血膜染色质量及细胞分布情况,注意涂片边缘及末尾有无巨大的异常细胞及微丝蚴等。选择细胞分布均匀(无空斑、红细胞不重叠)、染色良好的部位(一般为血膜体尾交界处或中、末 1/3 邻接处)。

（二）油镜检查

白细胞分类计数通常自血膜的体尾交界处向头部方向迂回检查,移动路线呈弓字形,但应避免检查血膜的边缘。因为边缘部大细胞偏多,没有代表性。发现有核红细胞应单独记录,最后计算出计数 100 个白细胞所见有核红细胞的平均数进行报告。在分类计数的同时应注意白细胞、红细胞和血小板的形态有无异常及有无血液寄生虫等。对于低倍镜检查发现的巨大异常细胞应及时改用油镜进行检查、鉴别。

（三）白细胞分类计数的数量

白细胞分类计数的数量应视白细胞的总数和检查的目的来确定,没有绝对的标准。为了兼顾试验结果的准确性和工作效率,在常规工作中,当白细胞计数$<3\times10^9$/L时,分类计数 2 张血涂片,计数 50～100 个白细胞;当白细胞计数在$(3～15)\times10^9$/L 时,分类计数 100 个白细胞;当白细胞计数$>15\times10^9$/L 时,分类计数 200 个白细胞。

（四）质量评价

白细胞分类计数的质量评价可采用积差评分法,该法具有简便、实用的特点。

1.积差可靠性试验

同 1 张血涂片的 2 次分类计数百分数(或小数)之差总和即为积差值。失分系数为 182,质量得分(分值)＝100－182×积差值。

2.积差准确性试验

由实验室有经验的技师将同一血液标本制成多张血涂片并固定,然后将一部分血涂片发至被考评者或单位,随常规标本一起检查。另一部分血涂片由实验室有经验的技师重复分类计数 20 次,求其均值作为靶值。将被考评者的分类计数结果与靶值进行比较,求出积差值,计分及质量评级方法同积差可靠性试验。

三、临床意义

(一)中性粒细胞

由于中性粒细胞占白细胞总数的 $50\% \sim 70\%$，其增高和减低直接影响白细胞总数的变化。因此，在临床检查中绝大多数病例中性粒细胞增减常伴随白细胞总数的增减，即中性粒细胞增加，白细胞总数增加；中性粒细胞减少，白细胞总数也减少。中性粒细胞增减的意义与白细胞总数增减意义基本一致。但是，有时二者的数量关系也可出现不一致，若遇此情况应具体分析。

1.中性粒细胞生理性增多

(1)年龄：新生儿白细胞计数较高，一般在 $15 \times 10^9/L$ 左右，个别可高达 $30 \times 10^9/L$ 以上。通常在 $3 \sim 4$ 天后降至 $10 \times 10^9/L$ 左右，约保持 3 个月，然后逐渐降低至成人水平。初生儿外周血白细胞主要为中性粒细胞，到第 $6 \sim 9$ 天逐渐下降至与淋巴细胞数大致相等，以后淋巴细胞逐渐增多，整个婴儿期淋巴细胞数均较高，可达 70%。到 $2 \sim 3$ 岁，淋巴细胞数逐渐下降，中性粒细胞数逐渐上升，到 $4 \sim 5$ 岁二者又基本相等，形成中性粒细胞和淋巴细胞变化的两次相交，至青春期时与成人基本相同。

(2)日间变化：一般在静息状态时白细胞数较低，活动和进食后较高；早晨较低，下午较高；一天之间最高值与最低值之间可相差 1 倍。

(3)运动、疼痛和情绪变化：一般的体力劳动、冷热水浴、日光或紫外线照射等均可使白细胞计数轻度增多。而剧烈运动、剧痛和激动可使白细胞计数明显增多。如剧烈运动，可以短时间内使白细胞计数高达 $35 \times 10^9/L$，且以中性粒细胞为主。当运动结束后迅速恢复到原有水平。这种短暂的变化，主要是由体内白细胞重新分配和骨髓释放增加所致。

(4)妊娠与分娩：妊娠期白细胞计数常见增多，妊娠超过 5 个月时常可达 $15 \times 10^9/L$ 以上，分娩前 1 个月，常波动于 $(12 \sim 17) \times 10^9/L$ 之间，分娩时因产痛和产伤可使白细胞计数高达 $34 \times 10^9/L$，分娩后 $2 \sim 5$ 天内恢复正常。

由于白细胞数的生理波动很大，只有通过定时和反复观察才有意义。

2.中性粒细胞病理性增多

(1)急性感染：特别是化脓性球菌(如金黄色葡萄球菌、溶血性链球菌、肺炎链球菌等)感染时，中性粒细胞数增多最常见。感染局限而又轻微时，白细胞计数仍可正常，但中性粒细胞百分率增高；中等程度感染时，白细胞计数常 $>20 \times 10^9/L$，中性粒细胞进一步增多，有明显核左移和中毒性改变，甚至出现类白血病反应。应注意,在患有某些极重度感染性疾病时,白细胞计数不但不增高,反而减低。

(2)严重的组织损伤及大量血细胞破坏:严重外伤、大手术后、大面积烧伤、急性心肌梗死及严重的血管内溶血后 12～36 小时,白细胞计数及中性粒细胞数可增多。因此,用白细胞计数增多来考虑有无术后感染时,必须注意时间因素。急性心肌梗死时白细胞计数增多,以此可与心绞痛鉴别。

(3)急性大出血:在急性大出血后 1～2 小时内,由于反射性血管收缩及脾脏释放存血,外周血中的血红蛋白的含量及红细胞数尚未下降,而白细胞数及中性粒细胞却明显增多,特别是内出血时,白细胞计数可高达 $20 \times 10^9 / L$。故此时白细胞计数可作为早期诊断内出血的重要依据之一。

(4)急性中毒:代谢紊乱所致的代谢性中毒,如糖尿病酮症酸中毒、尿毒症和妊娠中毒症;急性化学药物中毒,如急性铅、汞中毒及安眠药中毒等,白细胞及中性粒细胞均可增多。

(5)恶性肿瘤:白血病系造血系统的恶性肿瘤,大多数白血病患者外周血中白细胞数呈不同程度的增多,可达数万甚至数十万。患有急性或慢性粒细胞白血病时,还出现中性粒细胞增多,并伴外周血中细胞质量改变。

其增高机制如下:①白血病细胞之间缺乏接触抑制而无限制地增殖;②白血病细胞缺乏渗出性,不能逸出血管,在血液中停留时间延长。其他恶性肿瘤,特别是消化道恶性肿瘤,如肝癌细胞、胃癌细胞可产生促粒细胞生成素或其坏死产物吸引骨髓储备池释放,而引起白细胞及中性粒细胞增多。

3.中性粒细胞减少

白细胞计数低于 $4 \times 10^9 / L$ 称白细胞减少。当中性粒细胞绝对值低于 $1.5 \times 10^9 / L$,称为粒细胞减少症,低于 $0.5 \times 10^9 / L$ 时称为粒细胞缺乏症。

(1)感染:特别是革兰氏阴性杆菌感染,如伤寒、副伤寒杆菌感染时,白细胞计数与中性粒细胞均减少。某些病毒感染性疾病,如患流感、淋病、病毒性肝炎、水痘、风疹、巨细胞病毒感染时,白细胞计数亦常减少。某些原虫感染,如患疟疾和黑热病时,白细胞计数亦可减少。

(2)血液系统疾病:引起白细胞计数减少的血液系统疾病较多,如再生障碍性贫血、非白血性白血病、恶性组织细胞病、巨幼红细胞贫血、严重缺铁性贫血、阵发性睡眠性血红蛋白尿及骨髓转移癌等,白细胞计数减少的同时常伴血小板及红细胞计数减少。

(3)理化因素损伤:理化因素损伤是引起白细胞计数减少的常见原因。物理因素如 X 线、γ 射线、放射性核素等,化学物质如苯、铅、汞等,治疗药物如氯霉素、磺胺类药、抗肿瘤药、抗甲状腺药物等均可引起白细胞及中性粒细胞计数减少。可能与这些物质对骨髓细胞有丝分裂的抑制有关。

(4)单核-吞噬细胞系统功能亢进:各种原因引起的脾大,如门脉性肝硬化、淋巴瘤、尼曼-皮克病,常见白细胞及中性粒细胞计数减少。这与脾脏的单核吞噬细胞系统吞噬破坏有关。

(5)自身免疫性疾病:如系统性红斑狼疮等一些自身免疫性疾病,产生自身抗体导致白细胞计数减少。

(二)嗜酸性粒细胞

1.嗜酸性粒细胞增多

(1)过敏性疾病:见于支气管哮喘、药物变态反应、荨麻疹、食物过敏、血管神经性水肿、血清病等疾病患者,外周血嗜酸性粒细胞增多,可达 10% 以上。

(2)寄生虫病:见于血吸虫病、肺吸虫病、蛔虫病、钩虫病等寄生虫感染者,血中嗜酸性粒细胞增多,常达 10% 或更高。某些寄生虫感染患者血中嗜酸性粒细胞明显增多而导致白细胞总数高达数万。分类时,90% 以上为嗜酸性粒细胞,呈嗜酸性粒细胞型类白血病反应。

(3)皮肤病:某些皮肤病如湿疹、剥脱性皮炎、天疱疮、银屑病等可见外周血中嗜酸性粒细胞轻中度增高。

(4)血液病:某些血液病如慢性粒细胞白血病、嗜酸性粒细胞白血病、淋巴瘤、多发性骨髓瘤、嗜酸性粒细胞肉芽肿等,患者外周血嗜酸性粒细胞增多,有些是显著增多,并伴幼稚嗜酸性粒细胞增多。

(5)某些恶性肿瘤:某些上皮细胞系肿瘤如肺癌可引起嗜酸性粒细胞增多。肿瘤治疗之前先有嗜酸性粒细胞增多,肿瘤治疗有效的患者往往嗜酸性粒细胞数正常。

(6)某些传染病:猩红热患者,因乙型溶血性链球菌所产生的酶能活化补体成分,继而引起嗜酸性粒细胞增多。

2.嗜酸性粒细胞减少

可见于伤寒、副伤寒初期,大手术、烧伤等应激状态时,或长期使用肾上腺皮质激素。

(三)嗜碱性粒细胞

1.过敏性疾病

嗜碱性粒细胞增多常见于药物、食物、吸入物引起的超敏反应和结肠炎、红斑狼疮及类风湿关节炎等疾病。

2.血液病

某些血液病,如慢性粒细胞白血病、嗜碱性粒细胞白血病及骨髓增生性疾病的骨髓纤维化等均见外周血嗜碱性粒细胞增多。特别是在患有慢性粒细胞白血病时,嗜碱性粒细胞的变化在其分期中有一定意义。嗜碱性粒细胞＞20％时,可认为慢性粒细胞白血病已进入加速期。

3.恶性肿瘤

特别是患有转移癌时,嗜碱性粒细胞增多,其机制不清楚。

4.其他

某些内分泌疾病如糖尿病,传染病如水痘、流感、天花、结核等,均可见嗜碱性粒细胞增多。

嗜碱性粒细胞减少一般无重要的临床意义。

(四)淋巴细胞

1.淋巴细胞增多

4～6天的婴儿至6～7岁的儿童,其淋巴细胞均比成人多,属生理性增多。病理性增多可见于以下情况。

(1)感染性疾病:病毒感染如风疹、麻疹、流行性腮腺炎、传染性单核细胞增多症、传染性淋巴细胞增多症、病毒性肝炎及流行性出血热等,淋巴细胞明显增多。百日咳鲍特菌、结核分枝杆菌、布氏杆菌、梅毒螺旋体和弓形虫等的感染也可引起淋巴细胞增多。

(2)淋巴细胞性白血病:如急性和慢性淋巴细胞白血病、淋巴肉瘤白血病等淋巴细胞显著增多,并伴幼稚型淋巴细胞增多。

(3)其他:自身免疫性疾病、肿瘤、慢性炎症等也可引起淋巴细胞增多。

2.淋巴细胞减少

淋巴细胞减少主要见于接触放射线及应用肾上腺皮质激素、烷化剂、抗淋巴细胞球蛋白后。先天性免疫缺陷性疾病和获得性免疫缺陷综合征患者的外周血淋巴细胞亦减少。

(五)单核细胞

正常婴幼儿及儿童单核细胞可增多,属生理性增多。病理性增多见于以下情况。

1.某些感染性疾病

如感染性心内膜炎、疟疾、黑热病、急性感染的恢复期、活动性肺结核等,单核细胞明显增多。

2.某些血液病

如单核细胞白血病、粒细胞缺乏症恢复期、多发性骨髓瘤、恶性组织细胞病、淋巴瘤、骨髓增生异常综合征等也可见单核细胞增多。

单核细胞减少一般无重要的临床意义。

第三节　白细胞形态检验

一、检测原理

血涂片经染色后,在普通光学显微镜下做白细胞形态学观察和分析。常用的染色方法有瑞氏染色法、吉姆萨染色法、May-Grünwald 法、Jenner 法、Leishman 染色法等。

二、方法学评价

(一)显微镜分析法

对血液细胞形态的识别,特别是异常形态,推荐采用人工方法。

(二)血液分析仪法

不能直接提供血细胞形态改变的确切信息,需进一步用显微镜分析法进行核实。

三、临床意义

(一)正常白细胞形态

瑞氏染色法中正常白细胞的细胞大小、核和质的特征见表 3-2。

(二)异常白细胞形态

1.中性粒细胞

(1)毒性变化:在患严重传染病、化脓性感染、恶性肿瘤及中毒大面积烧伤等情况下,中性粒细胞有下列形态改变。大小不均(中性粒细胞大小相差悬殊),有中毒颗粒(比正常中性颗粒粗大、大小不等、分布不均匀、染色较深、呈黑色或紫黑色)、空泡(单个或多个,大小不等)、Döhle 小体(是中性粒细胞胞质因毒性变而保留的嗜碱性区域,呈圆形、梨形或云雾状,界线不清,染成灰蓝色,直径 1～2 μm,亦可见于单核细胞)、退行性变(胞体肿大、结构模糊、边缘不清晰、核固缩、核肿胀、核溶解等)。上述变化反映细胞损伤的严重程度,可以单独出现,也可同时出现。

毒性指数:计算中毒颗粒所占中性粒细胞(100 个或 200 个)的百分率。1 为极度,0.75 为重度,0.5 为中度,<0.25 为轻度。

表 3-2　外周血 5 种白细胞形态特征

细胞类型	大小（μm）	细胞核		细胞质	
		核形	染色质	着色	颗粒
中性杆状核粒细胞	10～15	弯曲呈腊肠样,两端钝圆	深紫红色,粗糙	淡橘红色	量多,细小,均匀布满胞质,浅紫红色
中性分叶核粒细胞	10～15	分为 2～5 叶,以 3 叶多	深紫红色,粗糙	淡橘红色	量多,细小,均匀布满胞质,浅紫红色
嗜酸性粒细胞	11～16	分为 2 叶,呈眼镜样	深紫红色,粗糙	淡橘红色	量多,粗大,圆而均匀,充满胞质,鲜橘红色
嗜碱性粒细胞	10～12	核结构不清,分叶不明显	粗而不均	淡橘红色	量少,大小和分布不均,常覆盖核上,蓝黑色
淋巴细胞	6～15	圆形或椭圆形,着边	深紫红色,粗块状	透明淡蓝色	小淋巴细胞一般无颗粒,大淋巴细胞可有少量粗大不均匀、深紫红色颗粒
单核细胞	10～20	不规则形、肾形、马蹄形,或扭曲折叠	淡紫红色,细致疏松呈网状	淡灰蓝色	量多,细小,灰尘样紫红色颗粒弥散分布于胞质中

(2)巨多分叶核中性粒细胞:细胞体积较大,直径为 16～25 μm,核分叶常在 5 叶以上,甚至在 10 叶以上,核染色质疏松。见于巨幼红细胞贫血、抗代谢药物治疗后。

(3)棒状小体(Auer 小体):细胞质中出现呈紫红色细杆状物质,长 1～6 μm,一条或数条,见于急性白血病,尤其是颗粒增多型早幼粒细胞白血病(M3 型),可见数条至数十条棒状小体。急性单核细胞白血病可见一条细长的棒状小体,而急性淋巴细胞白血病则不出现棒状小体。

(4)Pelger-Hüet 畸形:细胞核为杆状或分 2 叶,呈肾形或哑铃形,染色质聚集成块或呈条索网状,为常染色体显性遗传性异常,也可继发于某些严重感染、白血病、骨髓增生异常综合征、肿瘤转移、某些药物(如秋水仙胺、磺基二甲基异噁唑)治疗后。

(5)Chediak-Higashi 畸形:细胞质内含有数个至数十个包涵体,直径为 2～5 μm,呈紫蓝、紫红色。见于白细胞异常色素减退综合征,为常染色体隐性遗传。

(6)Alder-Reilly 畸形:细胞质内含有巨大的、深染的嗜天青颗粒,染深紫色。该畸形见于脂肪软骨营养不良、遗传性黏多糖代谢障碍,为常染色体隐性遗传。

(7)May-Hegglin 畸形:细胞质内含有淡蓝色包涵体,为常染色体显性遗传。

2.淋巴细胞

(1)异型淋巴细胞:在淋巴细胞性白血病、病毒感染(如传染性单核细胞增多症、病毒性肺炎、病毒性肝炎、传染性淋巴细胞增多症、流行性腮腺炎、水痘、巨细胞病毒感染)、百日咳、布鲁菌病、梅毒、弓形虫感染、药物反应等情况下,淋巴细胞增生,出现某些形态学变化,称为异型淋巴细胞,分为 3 型。

1)Ⅰ型(空泡型,浆细胞型):胞体比正常淋巴细胞稍大,多为圆形、椭圆形、不规则形。核呈圆形、肾形、分叶状,常偏位。染色质粗糙,呈粗网状或小块状,排列不规则。胞质丰富,染深蓝色,含空泡或呈泡沫状。

2)Ⅱ型(不规则型,单核细胞型):胞体较大,外形常不规则,可有多个伪足。核形状及结构与Ⅰ型相同或更不规则,染色质较粗糙致密。胞质丰富,染淡蓝或灰蓝色,有透明感,边缘处着色较深,一般无空泡,可有少数嗜天青颗粒。

3)Ⅲ型(幼稚型):胞体较大,核呈圆形、卵圆形。染色质细致呈网状排列,可见 1～2 个核仁。胞质呈深蓝色,可有少数空泡。

(2)放射线损伤后淋巴细胞形态变化:淋巴细胞受电离辐射后出现形态学改变,可见核固缩、核破碎、双核、卫星核淋巴细胞(胞质中主核旁出现小核)。

(3)患有淋巴细胞性白血病时形态学变化:急、慢性淋巴细胞白血病患者出现各阶段原幼细胞,并有形态学变化。

3.浆细胞

正常浆细胞直径为 8～9 μm,细胞核圆、偏位,染色质呈粗块状,呈车轮状或龟背状排列;胞质呈灰蓝色、紫浆色,有泡沫状空泡,无颗粒。如外周血出现浆细胞,见于传染性单核细胞增多症、流行性出血热、弓形体病、梅毒、结核病等。异常形态浆细胞有以下 3 种。

(1)Mott 细胞:浆细胞内充满大小不等、直径为 2~3 μm 的蓝紫色球体,呈桑葚样,见于反应性浆细胞增多症、疟疾、黑热病、多发性骨髓瘤。

(2)火焰状浆细胞:浆细胞体积大,胞质红染,边缘呈火焰状,见于 IgA 型骨髓瘤。

(3)拉塞尔小体:浆细胞内有数目不等、大小不一、直径为 2~3 μm 的红色小圆球。见于多发性骨髓瘤、伤寒、疟疾、黑热病等。

第四章

血小板检验

第一节 血小板计数

血小板计数是测定全血中血小板的浓度,是凝血检查最常用的试验之一。

一、检验方法学

(一)原理(草酸铵稀释液法)

血液用草酸铵稀释液进行定量稀释,溶破红细胞,混匀后注入计数池中,再根据稀释的比例计算出每升血液中的血小板数。

(二)器材和试剂

(1)普通或相差显微镜。

(2)草酸铵稀释液:分别溶解草酸铵 1.0 g 和乙二胺四乙酸钠盐 0.012 g,混合后用蒸馏水定容至 100 mL。

(三)操作

1.加稀释液

于洁净试管中加入稀释液 0.38 mL。

2.混匀血液

准确吸取全血 20 μL,擦去管壁外的附着血液,加入血小板稀释液中,立即充分轻轻混匀,待完全溶血后再混匀 1 分钟。

3.充池静止

取上述混匀的血小板悬液注入计数池中,静置 10～15 分钟,使血小板沉降至池底。

4.镜检计数

在显微镜下,用高倍镜计数中央大方格(即 400 个小方格)内的血小板数,计算公式如下:血小板数/L＝中央大方格血小板数×10×20×10^6＝中央大方格血小板数×0.2×10^9。

二、方法学评价

(一)血液分析仪法

测定速度快、重复性好、准确性高,是目前常规筛检血小板计数的主要方法。但血液分析仪还不能完全排除非血小板有形成分(如红、白细胞碎片或杂物)的干扰,故当仪器测定血小板数量异常时,仍需复核血小板计数和(或)血涂片结果。

(二)流式细胞仪法

用免疫法荧光素标记血小板单克隆抗体,用流式细胞仪计数血小板,是国际上目前血小板计数的参考方法。

(三)相差显微镜计数法

用相差显微镜计数经草酸铵稀释液处理后的血小板,血小板立体感增强易于识别,是手工法血小板计数参考方法。

(四)普通光学显微镜计数法

据血小板计数稀释液是否破坏红细胞分为破坏或不破坏红细胞 2 种计数法。草酸铵稀释液破坏红细胞能力强,血小板形态清晰易辨,为首选稀释液法。

三、质量保证

原则是避免血小板被激活、破坏,避免杂物污染。

(一)检测前

采血是否顺利、选用的抗凝剂是否合适、储存时间是否适当。

(二)检测中

手工法血小板计数应定期检查稀释液质量,先做稀释液空白计数,以确认稀释液是否存在细菌污染或其他杂质。

(三)检测后

核准血小板计数的方法如下。

(1)用同一份标本制备血涂片染色,镜检观察血小板数量(正常可见 8～

15 个/油镜视野),无大量血小板凝块、无大量大型血小板等,同时注意有无异常增多红细胞、白细胞碎片等。否则,易干扰血小板计数准确性。

(2)用参考方法核对。

(3)同 1 份标本 2 次计数,误差应<10%,取 2 次均值报告,误差>10%需第 3 次计数,取 2 次相近结果均值报告。

四、参考值

$(100 \sim 300) \times 10^9 / L$。

五、临床意义

(一)生理性

血小板数量随时间和生理状态的不同而变化,午后略高于早晨;春季较冬季低;平原居民较高原居民低;月经前减低,月经后增高;妊娠中晚期增高,分娩后减低;运动、饱餐后增高,休息后恢复。静脉血血小板计数比毛细血管高 10%。

(二)病理性

1.减少

主要见于急性白血病、再生障碍性贫血、放射线损伤、原发性血小板减少性紫癜、脾功能亢进、弥散性血管内凝血、血栓性血小板减少性紫癜等疾病。

2.增多

主要见于慢性粒细胞白血病、原发性血小板增多症、真性红细胞增多症、大出血、急性溶血、脾切除等疾病。

第二节　血小板形态检验

一、检验方法学

血小板形态学检查主要是镜下对血小板形态的检查,包括对血细胞分析仪检查血小板数量的评估。形态学检查观察血小板大小、形态、聚集性和分布性情况,对判断和分析血小板相关性疾病具有重要意义。

二、参考范围

正常血小板形态:两面微凸呈圆盘状,直径为 $1.5 \sim 3~\mu m$,新生血小板体积大,成熟者体积小。在血涂片上往往散在或成簇分布,其形态多数为圆形、椭圆形或略欠规则;胞质呈淡蓝色或淡红色,中心部位有细小、分布均匀而相聚或分散于胞质中的紫红色颗粒。

三、临床意义

(一)大小异常

血小板大小不均,大、小血小板所占的比例也不一致。

1.大血小板

直径为 4~7 μm,巨型血小板直径>7 μm(似红细胞平均直径),常为 7~20 μm,可>20 μm,胞质中嗜天青颗粒细小或融合为大颗粒,主要见于原发性血小板减少性紫癜、粒细胞白血病、血小板无力症等疾病。

2.小血小板

直径<1.5 μm,主要见于缺铁性贫血、再生障碍性贫血等疾病。

(二)形态异常

可以出现杆状、逗点状、蝌蚪状、蛇形和丝状突起血小板等不规则和畸形血小板,正常人偶见(<2%)。影响血小板形状改变的因素很多,故不规则和畸形血小板比值超过 10% 时才有临床意义。

1.血小板颗粒减少

血小板胞质内嗜天青颗粒减少或无颗粒,胞质呈灰蓝色或淡蓝色,见于骨髓增生或骨髓增生异常综合征等。

2.血小板卫星现象

血小板卫星现象是指血小板黏附、围绕于中性粒细胞(或偶尔黏附于单核细胞)的现象,有时可见血小板吞噬现象。血小板卫星现象是血液分析仪血小板计数假性减少的原因之一(血小板被误计为白细胞数)。

(三)聚集性和分布异常

血小板聚集、分布状态可间接反映其功能。聚集功能正常的血小板在非抗凝血外周血涂片中常可见 3~5 个聚集成簇或成团,聚集与散在血小板之比为 20:1。

1.血小板增多

血小板增多见于原发性血小板增多症和慢性粒细胞白血病等疾病。

2.血小板减少

血小板减少见于再生障碍性贫血和原发性血小板减少性紫癜等疾病。

3.血小板功能异常

血小板功能异常见于血小板无力症,血小板散在分布不出现聚集。

第三节　血小板功能检验

一、血小板聚集试验

(一)原理

在特定的连续搅拌条件下,向富血小板血浆中加入诱导剂时,由于血小板发生聚集,悬液的浊度就会发生相应的改变,光电池将浊度的变化转换为电信号的变化,在记录仪上予以记录。根据描记虚线即可计算出血小板聚集的程度和速度。

(二)试剂与器材

(1)血小板聚集测定仪及记录仪(量程 10 mV 电子电位差计)。

(2)富血小板血浆及贫血小板血浆。

(3)100 μL 微量加液器、硅化试管及注射器或塑料试管及注射器。

(4)血小板聚集诱导剂二磷酸腺苷、肾上腺素、胶原、花生四烯酸、凝血酶等。

(三)操作

(1)用硅化注射器从肘静脉顺利取血 4.5 mL,注入含有 0.5 mL 枸橼酸钠的硅化或塑料离心管中,充分混匀。

(2)富血小板血浆的制备:以 1 000 r/min 的转速离心 10 分钟,小心取出上层血浆,计数血小板并调至$(100\sim200)\times10^9$/L。

(3)贫血小板血浆的制备:将剩余血液以 3 000 r/min 的转速离心 20 分钟,上层较为透明的液体即为血小板血浆,其血小板计数一般低于10×10^9/L。

(4)将富血小板血浆的标本置于仪器比浊管内(体积视聚集仪而定),放入测定孔内并调节透光度为 10,并加搅拌磁棒,37 ℃预热 3 分钟。

(5)打开记录仪走纸开关,描记 10 秒的富血小板血浆基线,随后在富血小板血浆中加入诱导剂,同时开始离心(1 000 r/min),测定时间为 6~10 分钟,记录走纸速度一般为 2 cm/min,记录聚集波型。

(四)参考区间

(1)浓度 6×10^{-6} mol/L 的二磷酸腺苷血小板最大聚集率为(35.2 ± 13.5)%,坡度为(63.9 ± 22.2)度。

(2)浓度 4.5×10^{-5} mol/L 的肾上腺素可引起双相聚集曲线,此时第一相血小板最大聚集率为(20.3 ± 4.8)%;坡度为(61.9 ± 32.9)度。

(五)注意事项

(1)避免反复穿刺而将组织液抽到注射器内,或将气泡混入。组织液可使少量凝血酶形成而引起血小板聚集。

(2)时间:实验应在采血后 3 小时内完成。时间过长会降低血小板的聚集强度或速度。

(3)温度:采血后的标本应放在 $15 \sim 25 ℃$ 的室温下,低温会使血小板激活、黏附、聚集能力增加或有自发性聚集,故切忌放入冰箱。

(4)血浆的 pH:采血后血液中的 CO_2 不断逸出使血浆 pH 上升。pH $6.8 \sim 8.5$ 的标本可获得最佳聚集效果,pH 低于 6.4 或高于 10.0 时,将会使聚集受抑制或消失。

(5)抗凝剂:Ca^{2+} 是血小板聚集过程中的重要因素。血小板聚集程度随血浆中枸橼酸钠浓度的降低而增高,因此在贫血患者应按公式(100-细胞比容)×血液(mL)×0.001 85 调整抗凝剂的用量。乙二胺四乙酸由于螯合 Ca^{2+} 作用强,不能引起血小板聚集,因此,忌用乙二胺四乙酸作为抗凝剂。

(6)红细胞混入、溶血及血浆脂类等因素可降低悬液透光度,掩盖血小板聚集的变化。因此,采血当天也应禁饮牛奶、豆浆和进食高脂肪食品。

(7)药物:阿司匹林、氯吡格雷、双嘧达莫、肝素、双香豆素等均可抑制血小板聚集。阿司匹林抑制血小板聚集作用可持续 1 周,故采血前 1 周内不应服此类药物。

(8)血小板接触表面:接触血小板的玻璃器皿如未经硅化,可影响血小板凝集力,甚至使原来正常者出现异常结果。

(9)诱导剂:二磷酸腺苷在保存中会自行分解产生一磷酸腺苷,所以配制成溶液后应在 $-20 ℃$ 的冰箱中贮存。一般半年内活性不会降低。应用肾上腺素时,应裹以黑纸避光,以减少分解。诱导剂的种类和浓度对血小板聚集结果有影响,因此,临床判断时应该注明所用的诱导剂的浓度,以便进行对比。

(10)血小板聚集试验的测定方法较多,包括富含血小板的血浆透射比浊法、全血电阻抗法、剪切诱导法、光散射比浊法、微量反应板法和自发性血小板聚集试验等。

富含血小板的血浆透射比浊法最常用,对鉴别和诊断血小板功能缺陷最有价值,但其不足是制备富含血小板血浆时可因离心作用激活血小板,对小的血小板聚集块不敏感,高脂血症可影响富含血小板血浆的透光度。

全血电阻抗法应用全血标本,不需要离心血液,更接近体内血小板聚集的生理状态,可用于常规的手术前血小板聚集功能评价、血小板聚集功能增高监测、抗血小板药物疗效观察等,但其不足之处是每次测定需要清洗电极、检测时间长、对血小板的小聚集块不敏感等。

(11)富含血小板血浆透射比浊法测定时,血小板的浓度对聚集率的影响较大,一般应调整为 $(150 \sim 200) \times 10^9/L$ 较为适宜。当患者全血血小板计数 $<100 \times 10^9/L$ 或更低时,富含血小板血浆的血小板浓度较低,可使血小板聚集率减低。

(六)临床意义

(1)血小板聚集率降低:见于血小板无力症、低(无)纤维蛋白原血症、尿毒症、肝硬化、肝豆状核变性、维生素 B_{12} 缺乏症及服用血小板抑制药物(如阿司匹林、氯吡格雷、双嘧达莫等)等。

(2)血小板聚集率增高:见于血栓性疾病,如急性心肌梗死、心绞痛、糖尿病伴血管病变、脑血管病变、高 β-脂蛋白血症、抗原-抗体复合物、人工瓣膜、口服避孕药等。

(3)阿司匹林抵抗标准:用 10 μmol/L 二磷酸腺苷诱导血小板平均聚集率 $\geqslant 70\%$ 和用 0.5 mmol/L 和花生四烯酸诱导血小板平均聚集率 $\geqslant 20\%$。

(4)在选用血小板聚集试验的激活剂时,应根据目的不同选择不同种类及其浓度。检测血小板聚集功能亢进时,宜选用低浓度(2~3 μmol/L)的二磷酸腺苷。检测血小板聚集功能缺陷时,如诊断血小板无力症,应选用高浓度(5~10 μmol/L)的二磷酸腺苷,并用多种诱导剂均出现聚集减低或不聚集时,才能确定血小板聚集功能缺陷。

(5)服用阿司匹林时,花生四烯酸诱导的血小板聚集减低更为灵敏,适用于药物剂量与疗效监测。

(6)瑞斯托霉素诱导的血小板凝集试验并不导致血小板的激活,其凝集率的高低不反映血小板的聚集功能,仅与血小板膜糖蛋白Ⅰb和血浆中血管性血友病因子有关。

二、血浆 β-血小板球蛋白和血小板第 4 因子测定

血浆 β-血小板球蛋白（β-thromboglobulin，β-TG）和血小板第 4 因子（platelet factor 4，PF$_4$）测定方法具体如下。

(一)原理

酶标双抗夹心法。

(二)试剂与器材

(1)测定 β-TG 酶联免疫吸附测定试剂盒。

(2)测定 PF$_4$ 酶联免疫吸附测定试剂盒。

(3)酶标仪。

(三)操作

具体操作详见试剂盒说明书，并严格按说明书步骤进行操作。

(四)注意事项

(1)每次必须同时测定系列标准抗原，以便作标准曲线。

(2)凡酶链免疫吸附测定中应注意的问题均要重视。

(3)血浆 β-TG 和 PF$_4$ 的影响因素较多，当血小板在体外被活化后，可致血浆水平假性增高。即使仅有 1/1 000 的血小板在体外释放其 α 颗粒的内含物，血浆 β-TG、PF$_4$ 就可成倍增加，二者比例变化不大；此外，当肾脏排泄功能异常、血小板破坏过多时，血浆 β-TG、PF$_4$ 也可增高。而体内血小板活化，α 颗粒内含物所释放的 β-TG、PF$_4$ 同步升高，但后者可以和内皮细胞表面的硫酸乙酰肝素结合，使血浆含量减低，β-TG/PF$_4$ 比值升高。同时进行血浆 β-TG 和 PF$_4$ 测定，有助于判断血小板是否在体外活化。

(五)参考区间

血浆 β-TG 为（16.4±9.8）ng/mL；PF$_4$ 为（3.2±2.3）ng/mL。

(六)临床意义

血浆 β-TG 和 PF$_4$ 增高表示血小板被激活及其释放反应亢进，见于血栓前状态和血栓栓塞性疾病，例如急性心肌梗死、脑血管病变、尿毒症、妊娠期高血压疾病、肾病综合征、糖尿病伴血管病变、弥散性血管内凝血、静脉血栓形成等。

三、血浆 P-选择素测定

(一)原理

酶联双抗夹心法。

(二)试剂与器材

(1)可拆式包被反应条。

(2)酶标抗体。

(3)标准品。

(4)底物邻苯二胺片剂。

(5)稀释液。

(6)洗涤液。

(7)底物缓冲液。

(8)终止液。

(三)操作

1.静脉采血

以 1/10 体积抽取静脉血置 2% 乙二胺四乙酸钠盐塑料抗凝管中,以 3 000 r/min的转速离心 10 分钟,收集血浆。

2.标准品的稀释

将标准品用 300 μL 稀释液准确复溶,用稀释液做 5 次倍比稀释,得 6 个 (2.5 ng/mL、5 ng/mL、10 ng/mL、20 ng/mL、40 ng/mL、80 ng/mL)标准点。

3.加样

每孔加不同浓度标准品或待测血浆 100 μL,空白对照孔中加入稀释液 100 μL,37 ℃孵育 90 分钟。

4.洗涤

弃去反应孔内液体,将洗涤液注满各孔,静置 3 秒,甩干,反复 3 次后拍干。

5.加酶标抗体

每孔加入酶标抗体 100 μL,37 ℃孵育 60 分钟。

6.洗涤

弃去反应孔内液体,将洗涤液注满各孔,静置 3 秒,甩干,反复 3 次后拍干。

7.显色

临用前每片用 5 mL 底物缓冲液溶解。每孔加底物液 100 μL,37 ℃孵育

15～20 分钟。

8.终止

每孔加终止液 50 μL。

9.比色

在酶标仪上 492 nm 处,以空白孔调零,测定各孔 A 值。

10.数据计算

以 A492/标准品作标准曲线,随后由标准曲线查出待测样品 P-选择素含量。

(四)参考区间

9.4～20.8 ng/mL。

(五)注意事项

(1)采血过程应严格、仔细,采血后应尽快分离血浆,避免血小板被激活,引起 P-选择素假性增高。

(2)酶联免疫吸附测定应严格按操作基本要求进行,否则易造成白板、颜色浅、污染等现象。

(3)实验温度条件以 25 ℃ 以下为佳。

(六)临床意义

血浆 P-选择素水平可反映体内血小板或内皮细胞活化程度,并可为动静脉栓塞等血栓性疾病,糖尿病等代谢性疾病及免疫炎症性疾病等病程、病情观察及疗效评估提供较特异判断指标。

四、11-去氢-血栓烷 B_2(11-DH-TXB$_2$)测定

(一)原理

酶联抗体竞争法。

(二)试剂与器材

(1)11-DH-TXB$_2$ 抗血清。

(2)乙酰胆碱酯酶标记的 11-DH-TXB$_2$。

(3)11-DH-TXB$_2$ 标准品。

(4)酶免疫测定缓冲液。

(5)洗涤液。

(6)Tween-20。

(7)包被微量测试板。

（8）Ellman 试剂。

（9）酶标仪。

（三）操作

（1）标本：静脉血 1.8 mL 以 2％的乙二胺四乙酸钠盐 0.2 mL 抗凝，以 3 000 r/min 的转速离心 15 分钟。取得上层血浆，立即提取或于－20 ℃储存。

（2）酶标板以纯化的鼠抗兔 IgG 包被（每孔 2 μg），并用牛血清蛋白封闭。

（3）测定前甩干液体。

（4）依次加入倍比稀释的 11-DH-TXB$_2$ 标准品（从 125 ng/L 开始稀释，共 8 个稀释度）或待测血浆（直接测定）每孔各 50 μL、兔抗 11-DH-TXB$_2$ 抗体每孔 50 μL 和经乙酰胆碱酯酶标记的 11-DH-TXB$_2$ 每孔 50 μL。

（5）混匀后置于 4 ℃ 环境过夜。

（6）以洗涤液洗板 5 次后，每孔加入酶底物试剂 200 μL。

（7）用酶标仪在 410 nm 处测定各孔的吸光度值。

（8）用半对数纸绘制标准曲线，样品含量从曲线中查得。

（四）参考区间

（76.3±48.1）ng/L。

（五）注意事项

血小板花生四烯酸代谢的主要活性产物是血栓烷 A$_2$，血栓烷 A$_2$ 不稳定，半衰期约 30 秒，很快转变为稳定、无活性的血栓烷 B$_2$，因而测定血浆血栓烷 B$_2$ 可反映血小板的花生四烯酸代谢状态。然而，当血液中血小板在体外被活化后，可致血浆血栓烷 B$_2$ 水平假性增高。11-DH-TXB$_2$ 是体内血栓烷 B$_2$ 经肝脏氧化酶或脱氢酶代谢的产物，由肾脏排出，其浓度不受体外因素或操作的影响。因此，11-DH-TXB$_2$ 水平比血栓烷 B$_2$ 水平更能准确地反映体内血小板血栓烷 A$_2$ 的合成情况；尿 11-DH-TXB$_2$ 检测较血液检测更加便利。

（六）临床意义

1.11-DH-TXB$_2$ 增高

11-DH-TXB$_2$ 增高见于糖尿病、动脉粥样硬化、急性心肌梗死等血栓前状态和血栓病的患者。

2.11-DH-TXB$_2$ 减少

11-DH-TXB$_2$ 减少见于服用阿司匹林等非甾体抗炎药或先天性血小板环氧化酶缺陷患者。

第五章

血型和输血检验

第一节　红细胞血型

血型是指血液成分（包括红细胞、白细胞、血小板）表面的抗原类型。通常所说的血型是指红细胞膜上特异性抗原类型，而与临床关系最密切、人们所熟知的是红细胞 ABO 血型系统及 Rh 血型系统。

一、ABO 血型

ABO 血型是根据红细胞膜上是否存在抗原 A 与抗原 B 而将血液分成 4 种血型。红细胞上仅有抗原 A 为 A 型，只有抗原 B 为 B 型，若同时存在 A 和 B 抗原则为 AB 型，这两种抗原俱无的为 O 型。不同血型的人血清中含有不同的抗体，但不含有对抗自身红细胞抗原的抗体。如：在 A 型血血清中只含有抗 B 抗体。我国各族人民中 A 型、B 型及 O 型血各占约 30％，AB 型仅占 10％左右。

二、Rh 血型

人的红细胞上具有与恒河猴同样的抗原称为 Rh 阳性血型，不含有此种抗原则称为 Rh 阴性血型。在我国汉族和大部分少数民族的人民中，Rh 阳性血型的人约占 99％，Rh 阴性血型的人仅占 1％左右。Rh 血型系统是红细胞血型中最复杂的一种，已发现 40 余种 Rh 抗原，其中 D 抗原的抗原性最强，因此，通常将红细胞上含有 D 抗原的血型称为 Rh 阳性血型，而红细胞上缺乏 D 抗原的血型称为 Rh 阴性血型。

第二节 输 血

一、血液质量及成分输血

(一)血液质量

不同国家血液质量标准不同,制订标准时应考虑国家的实际情况,包括法律法规、国民健康水平和经济承受能力,同时应积极采用国际标准。

1.标签

标签上应有产品全称、条码、产品容量、抗凝剂类别及所含内容物的浓度、采血日期、保存条件、保存日期或失效期,在标签的下部还应有采血机构名称及许可证号,便于用户与之联系。

2.外观

对血液的外观一般都有规定。

(1)全血和红细胞制品应是无凝块、无溶血、无黄疸、无气泡及容器无破损或渗漏。有的标准中还规定无重度乳糜血,洗涤的红细胞不存在溶血现象。

(2)血小板制品应是黄色不透明液体,手捻时有云雾状,无纤维蛋白析出、无黄疸、无气泡及容器无破损与渗漏。

(3)冷冻制品(如新鲜冰冻血浆和冷沉淀)在 37 ℃融化后为黄色透明液体、无黄疸、无纤维蛋白析出、无气泡及容器无破损。

凡肉眼观察发现异常者,应弃之勿用。

3.容量

全血、红细胞制品和血浆制品的容量一般为标准容量的±10%,血小板制品的容量也应具体规定。不过夜保存的浓缩血小板,其血小板浓度可以高一些。反之,血小板浓度可低一些,防止 pH 下降过快,以利保存。

4.血液中各成分的含量

对全血来讲,其主要成分是红细胞或血红蛋白,因此,对血细胞比积或血红蛋白的含量都有规定,其具体数值各国标准不同,低于标准为不合格。对溶血程度也有规定,可从血钾及血浆中的血红蛋白测定结果中得知,超出规定范围为不合格。浓缩红细胞若≥80%,对红细胞的贮存不利,会缩短红细胞的体外保存时间。对少白细胞制品中白细胞的残留量,美国血库协会定为≤5×10^6/U(450∼

500 mL),我国将采用同样的标准。这种制品可防止输血过程中出现非溶血性发热反应,防止巨细胞病毒感染和人类白细胞抗原同种免疫反应。若是洗涤红细胞,除限定红细胞的损失外,还规定了残留血浆和白细胞的数量。血小板制品中的血小板含量,国外均有标准。1 U(450～500 mL)血用富含血小板血浆方法制备的浓缩血小板,血小板量≥5.5×10^{10}/L。而用白膜法制备的浓缩血小板,含量≥4.8×10^{10}/L。我国规定献血量为200～400 mL,制成的浓缩血小板含量低于欧美的标准。特别是用200 mL血制备的浓缩血小板,含量少,相当一部分消耗在制备过程的管路和容器中,很不经济,浪费较大。血小板制品对混入的红细胞和白细胞量也有规定,不可超出标准。

我国对新鲜冰冻血浆中的血浆蛋白和第Ⅷ因子、冷沉淀中的纤维蛋白原和第Ⅷ因子含量都有规定。我国中小型采供血机构的血浆制品中,第Ⅷ因子含量低于国外标准,主要原因是速冻设备落后。

5.pH

不同抗凝剂直接影响全血和成分血的pH,运送和储存条件的改变也使pH发生变化。如果血小板保存在pH≤6.0的环境中,将会影响血小板输注后的功能。pH是检测血液质量的重要指标之一。

6.血型检测

我国目前只规定检测ABO系统的正反定型。可根据地区要求,判定地方标准,检测Rh血型。

7.细菌检测

无菌检测为阴性。

8.预防输血传播疾病的检测

目前我国为预防输血传播疾病,在采血后对每一份血液制品都要检测谷丙转氨酶、乙肝表面抗原、抗丙肝病毒抗体、抗人类免疫缺陷病毒抗体及梅毒血清学指标。谷丙转氨酶在规定的范围内,这个范围要低于临床的诊断标准。其他几项均应为阴性,所用试剂的灵敏度也要高于临床的诊断试剂。

(二)红细胞输注

1.浓缩红细胞

全血分离去大部分血浆,血细胞比容为0.70～0.90。4 ℃环境的保存期与全血大致相同,比容为0.70者不需另加保存液,制备和使用较方便;比容为0.99者需加保存液,输用时因其黏稠,可加生理盐水稀释(采用晶体保存液者可不用再稀释),输用前需直接配血。适应证:用于出血量在800 mL以下的手术、出血及贫血等。

2.洗涤红细胞

洗涤红细胞即浓缩红细胞经生理盐水洗涤,祛除其中大部分血浆、白细胞、血小板。洗涤红细胞要求清除其中 98% 以上的血浆、92% 的血小板和白细胞,保留 70%～80% 的红细胞。由于在洗涤过程中破坏了原来的密闭系统,故应在 4 ℃环境下保存,并且必须在 24 小时内输注。适应证:洗涤红细胞中仅含少量的白细胞和血小板,可用于有过输血过敏史和输血发热反应的患者,还适用于缺乏 IgA 的患者及宫内输血者。

3.去白细胞的红细胞

去白细胞的红细胞即祛除 90% 以上的白细胞,保留 70%～80% 的红细胞。也就是用 400 mL 全血或由其制备的浓缩红细胞含有 $5.0×10^9$ 白细胞,经过处理后白细胞含量 $<5.0×10^8$,但红细胞损失 $<30\%$。目前在推广应用白细胞滤器滤白细胞,滤除率为 99.90%～99.99% 或更高。适应证:用于防止输血引起的发热反应和同种异体免疫反应。

(三)血小板输注

1.多血小板血浆

鲜血离心使红细胞和白细胞沉淀,上层血浆中的大部分血小板尚未沉淀,分离出此血浆即为多血小板血浆,约含全血中 70% 的血小板。室温贮存,尽快输用。适应证:血小板减少或功能不佳引起的出血,尤其适用于伴有血容量减少的患者。

2.浓缩血小板

制备有 2 种方法:①标准方法采全血,经离心分出血浆、白细胞和血小板。我国规定 400 mL 全血制出血小板 $>4.8×10^{10}$,美国血库协会则规定 $>5.5×10^{10}$。②细胞分离机,一次由一个献血者采集血小板量 $>3.0×10^{11}$。用机器单采血小板优于手工分离制品,其中白细胞和红细胞很少,而且仅一位献血者量即可为一个治疗量。手工方法制品一次治疗时需要 8～10 位献血者,故用分离机采血小板可减少同种免疫和输血传播疾病的概率。

临床输注血小板的质量要求:75% 的浓缩血小板达到下列数量为合格。①数量:$2.4×10^{10}/200$ mL 全血制备,$4.8×10^{10}/400$ mL 全血制备。②容量:不保存(立即输注)的血小板为 25～30 mL/400 mL 全血制备,保存数天的血小板 50～70 mL/400 mL 全血制备。③红细胞混入量 $<5.0×10^9/400$ mL。④白细胞混入量 $<5.0×10^8/400$ mL 全血制品,为预防巨细胞病毒感染或人类白细胞抗

原同种免疫白细胞混入量<$5.0 \times 10^6/400$ mL 全血制品。⑤血小板保存 pH $6.0 \sim 7.4$。⑥外观检查为淡黄色有云雾乳光的混浊液体。若肉眼可见血小板凝聚物,不可输注。

适应证:预防或控制由于血小板数量减少或功能异常导致的出血。

禁忌证:免疫性血小板减少性紫癜患者未查明原因之前不输血小板,否则会引起血小板下降性出血,致使病情加重。这种情况下应输注免疫球蛋白纠正免疫状况,血小板可自然回升。大手术,如心肺移植术、体外循环麻醉,可依据患者血小板计数结果、有无出血现象再决定是否输注。

(四)粒细胞输注

粒细胞悬液是用血细胞分离机单采,从一位献血者处采集 1.0×10^{10} 个粒细胞含在 $200 \sim 300$ mL 自身血浆中,其中含有少量淋巴细胞、红细胞和血小板。混杂的细胞数量与分离机的性能和工作人员操作技术有关。混入少量血小板对粒细胞需要者有利,因为在大多数情况下,需要输注粒细胞时,同样需要输入血小板。

1.适应证

(1)粒细胞减少,粒细胞减至<$0.5 \times 10^9/L$ 并伴有严重的细菌或真菌感染者,输注粒细胞可以挽救患者生命。

(2)发热,经相应的抗生素治疗 $24 \sim 48$ 小时后不能控制感染者,应输注粒细胞悬液。

(3)骨髓细胞显示再生不良者。

(4)患有败血症的新生儿及严重粒细胞功能不良者也应输注。

2.输注不良反应

(1)发热反应:有时可出现血压下降,此时应减慢输注速度,反应严重时停止输注。

(2)呼吸窘迫综合征:可能与输入白细胞凝集微粒有关。

(3)输血传播疾病:巨细胞病毒和人 T 细胞病毒寄生在白细胞中,可引起此类疾病传播,还可传播肝炎和获得性免疫缺陷综合征。

(4)移植物抗宿主疾病:因为粒细胞中常混入淋巴细胞,故可出现此类疾病。

(5)同种异体免疫反应。

(五)新鲜冰冻血浆

新鲜冰冻血浆是指从单个献血者血液中分离出来的血浆,在 $6 \sim 8$ 小时内冻结并在－18 ℃以下的环境中储存。用 ACD 抗凝剂则应于 6 小时内冻结。用 CPD、CP2D、CPDA-1 抗凝剂应在 8 小时内冻结。

1.适应证

(1)因严重肝病、维生素 K 缺乏或应用维生素 K 拮抗药物引起维生素 K 依赖性凝血因子(Ⅱ、Ⅶ、Ⅸ、Ⅹ)缺乏性出血。当时未能获得凝血酶原复合物时,暂时输注新鲜冰冻血浆。

(2)乙型血友病和甲型血友病患者出血时,得不到浓缩因子Ⅸ和因子Ⅷ或冷沉淀制品时,可暂时选用此制剂。

(3)大面积烧伤造成体液外渗的患者,大量补充液体防止休克,输入的液体使患者体内凝血因子稀释,此时可用新鲜冰冻血浆补充凝血因子。

2.禁忌证

(1)缺乏 IgA 抗原的患者或已有 IgA 抗体者禁止输注,防止发生严重变态反应,此时可输注无 IgA 的血浆。

(2)以补充血容量为目的的输血应慎重,可输入晶体盐溶液或胶体溶液及清蛋白。

(3)以补充营养为目的的输注应慎用,因为 200 mL 血浆中只有 12 g 清蛋白、4 g 球蛋白,不足以补充患者的营养。

(4)以增加抵抗力、消除水肿为目的的输注应慎重,不如输注清蛋白或免疫球蛋白。

3.输注不良反应

(1)输血浆可导致输血传播疾病,因为许多病毒存在于血浆中,故可传播乙型肝炎、丙型肝炎、获得性免疫缺陷综合征等疾病。

(2)补充凝血因子用量过大,可导致循环血量超心脏负荷,出现心力衰竭,特别是老年人和心脏功能不全的患者更易发生。

(3)血浆过敏。输血医学的发展,已将血浆中的各种蛋白组分分离纯化单一使用,这样可以提高疗效,减少用量及不必要成分输入带来的不良反应。

(六)冷沉淀

冷沉淀是从新鲜冰冻血浆中提取的、低温下不溶解的血浆蛋白组分。用新鲜冰冻血浆制备冷沉淀时,将其放在 1～6 ℃的环境下融化,全部融化后,立即在 1～6 ℃的环境下离心或用虹吸方法祛除血浆,提取不溶解的部分,于 1 小时内迅速冰冻。

1.适应证

冷沉淀制品主要用于为患者补充因子Ⅷ和纤维蛋白原,即治疗甲型血友病及弥散性血管内凝血出血,也可用于血管性血友病的治疗。

2.不良反应

主要是输血传播疾病及血浆过敏。

(七)清蛋白制剂

清蛋白制品是由乙型肝炎疫苗免疫健康人后获取的血浆或血清,经低温乙醇分离提取,60 ℃加热 10 小时灭活病毒后制成的血浆蛋白质制剂。适应证:250 g/L 清蛋白有脱水作用,可用于治疗脑水肿、降低颅内压。50 g/L 清蛋白静脉滴注,具有补充血容量、纠正低蛋白血症的作用,可用于肝脏疾病、肾脏疾病、新生儿溶血性疾病、烧伤、失血性休克等疾病的治疗。

(八)免疫球蛋白制剂

免疫球蛋白制剂是由乙型肝炎疫苗免疫的 1 000 人份以上的健康者血浆或血清经低温乙醇法提取的免疫球蛋白制剂,含有 90%以上的丙种球蛋白。

免疫球蛋白可分为 3 类:①正常免疫球蛋白(丙种球蛋白);②特异性免疫球蛋白;③静脉注射免疫球蛋白。

适应证:防止病毒性传染病、丙种球蛋白缺乏症及某些内源性过敏性疾病,如传染性肝炎、腮腺炎、脊髓灰质炎、麻疹、水痘、带状疱疹、过敏性鼻炎、湿疹等。尤其是特异性免疫球蛋白更具有针对性,疗效更佳。

需要注意的是,静脉注射大剂量丙种球蛋白可配合抗生素控制严重感染,而标明肌内注射的丙种球蛋白不能用于静脉注射。

(九)新一代的成分输血

伴随对造血和恶性疾病理解的深入,造血因子和细胞刺激因子不断被证实,细胞培养技术的发展,使使用体外培养制备的血细胞进行新的治疗成为可能,这就是新一代血液成分输血的开始。

1.内容

(1)造血干细胞:造血干细胞及所有的血细胞都由骨髓多能干细胞衍生而来,而且具有自我更新、分化、成熟为各种血细胞的潜能。

(2)造血因子:已证实一些激素类化学物质(造血因子)控制干细胞分化成熟变成红细胞、淋巴细胞或粒细胞,并控制它们从骨髓中向外释放。

(3)输注细胞免疫疗法:由美国国立卫生研究院提出的,通过输入淋巴细胞治疗疾病。

（4）骨髓的处理：过去的骨髓移植是从供者取出骨髓不处理，直接给受者。近 10 年开始进行输前预处理、初期采取、冷冻骨髓，除去上浮液以减少容积，在 ABO 不相容移植中除去红细胞以避免溶血。现在为了除去 T 细胞，以减少移植物抗宿主疾病的发生，提倡患者自体移植，但必须清除残留的恶性肿瘤细胞。

2.研究方向

新一代成分输血的研究分 3 方面。

（1）基础研究，如发展新的单克隆抗体、细胞培养技术，生长因子或细胞成长特性的研究。

（2）应用与生产研究，如研究扩大生产量、实际应用。

（3）患者的临床试验，应有一定规模的试用。新一代血液成分应用已进入血细胞临床应用的新阶段，所用试剂应适于人用的非实验室标准。21 世纪似乎需要在血库建立造血细胞实验室。

二、输血不良反应

输血不良反应就是指输血过程中和输血后出现某些用原有疾病不能解释的新的症状和体征。

（一）输血不良反应的分类

按时间可将输血不良反应分为即发反应和迟发反应；按发生原因可分为免疫性反应和非免疫性反应。

（二）输血反应的预防

由于安全输血的发展，现代输血前免疫血液学检查已成为十分重要的工作，不论是输全血还是输血液成分制品，都必须对患者和供者血液成分做输血前的免疫血液学检查。选择全血或血液成分制品，必须使输入的血液或制品与患者血液在免疫血液学方面是"相容"的，才能使输入的成分在患者体内有效存活，无不良反应，达到安全输血、提高疗效的目的。

1.输血前免疫血液学检查的主要技术

（1）患者的病史和标本等检查，核对及处理。

（2）献血员和患者的 ABO 和 Rh 定型。

（3）红细胞不规则抗体筛选、特异性鉴定。

（4）交叉配血试验。

（5）血小板免疫血液学检查。

（6）IgA 缺乏供者及抗 IgA 抗体筛选。

2.红细胞 ABO 和 Rh 血型鉴定

受体的 ABO 和 Rh 血型必须在输血前给予确认,这是因为在各类血型系中,以 A、B 抗原的抗原性最强,RhD 抗原次之。若受血者接受了所缺少的 A、B 抗原后,几乎每个人都产生特异的同种抗体,而大约 2/3 的 RhD 阴性的人,接受了 RhD 阳性血液后可产生抗 D 抗体。因此,每个受血者除 A 和 B 抗原定型外,应做 RhD 抗原定型。对任何定型试验结果产生疑问,均须在输血前妥善解决。Rh 阴性者应进一步做 D^u 型鉴定。

3.不规则抗体筛选和鉴定

（1）不规则抗体检查的目的和原则:不规则抗体是指不符合 ABO 血型 Landsteiner 法则的血型抗体,也是抗 A、抗 B 以外的血型抗体。但 ABO 系中的亚型、变异型的抗 A_1 或某种抗 B 等抗体,也称为不规则抗体。

对受血者的血清或血浆应做常规的抗体筛选试验,以发现有临床意义的不规则抗体。有条件的血液中心亦应开展献血员血清的抗体筛选工作,减少供者的意外抗体进入受者的可能性。

抗体筛选试验的原则是让受检的血清与特殊的试剂红细胞——筛选红细胞起反应,以发现在 37 ℃下有活性的抗体。试验中使用的方法可按抗体的血清学行为和实验的具体条件选择,但必须做抗人球蛋白试验。

（2）抗体筛选和鉴定的技术:抗体筛选试验不一定能检出所有有临床意义的抗体,一些低频率抗原或有剂量效应的抗体,可能被漏检,这时需安排抗原性更安全和特异性更高的筛选细胞做试验,或用更高灵敏度技术做检查。

在分析反应结果、确定抗体特异性时,应善于综合运用以下资料:①受检血清与每个谱细胞的反应结果;②受检血清与自身红细胞的反应结果;③受检血清与酶处理的红细胞的反应结果;④检查和比较各个反应相的结果,包括不同的温度、悬浮介质、酶和抗球蛋白反应的情况,一些抗体的特异性与反应相直接有关;⑤是否有溶血现象;⑥阳性反应的强度,有无剂量效应;⑦对自身红细胞上的抗原进行详细的检查,从所缺乏的抗原情况中,可揭示存在的相应的抗体;⑧抗体效价的滴定。

4.交叉配血试验

（1）要求和内容:交叉配血试验也称配合性试验,实际上只是检查不配合性,使受、供者血液间没有可测的不相配合的抗原、抗体成分。交叉配血试验通常包括主侧、次侧及自身对照。

（2）交叉配血试验中一些特殊问题。①红细胞缗钱状的形成：多发性骨髓瘤、巨球蛋白血症、霍奇金病；②交叉配血试验结果不相容，显示有同种抗体；③在室温反应中显示有自身抗体；④抗体筛选阴性和交叉配血结果为阳性；⑤离心力不当，造成假阴性和假阳性；⑥水浴箱温度不正确；⑦红细胞洗涤不当，使交叉配血试验呈假阴性；⑧血清中存在补体而致溶血。对此类问题应高度重视，查明原因，妥善解决。

5.血小板免疫血液学检查

大量反复输注血小板的患者有50%以上产生血小板同种免疫，这相当于红细胞同种抗体产生频率的几十倍。这可使供者的血小板被相应抗体所破坏，从而导致患者形成血小板输注无效。

至今发现的血小板特异性抗原有 PLA、Ko、BaK、Pen（Yuk）、Br 等 5 个血型系统，10 多种抗原，血小板表面又有相关抗原，包括红细胞的 A、B 抗原及白细胞的 HLA-A、B 位点抗原。血小板复杂和众多的抗原引起的同种免疫作用是导致血小板输注治疗无效的原因。为了解决血小板输血产生同种免疫反应所导致的难治性状态，最好的对策是进行"适合性血小板输血"。

简易致敏红细胞血小板血清学试验能准确、简易、灵敏、有效地检测血小板同种免疫抗体及进行配合性血小板输注前交叉配血，能达到血小板型和人类白细胞抗原型的配合，对提高血小板成分输血疗效具有重要价值。

（1）原理：简易致敏红细胞血小板血清学试验在 U 型孔微量反应板上进行，将血小板抗原固定在U型孔壁上，与被检血清反应后洗净，以抗 IgG 指示细胞指示反应结果。如果血小板上结合了抗血小板抗体，指示细胞上的抗 IgG 与血小板抗体结合，指示细胞向孔底移动被阻止，广泛覆盖在固定的血小板单层上，为阳性结果。如果血小板上无抗体，则指示细胞向孔底移动不受阻，聚集在孔底中央呈纽扣状，为阴性结果。

（2）血小板配合性输血。

1）ABO 血型的选择：最好输注 ABO 血型同型的血小板。输注前一般不需要做主侧或次侧的交叉配血。如果没有 ABO 同型的血小板，也可以输注 ABO 血型配合的血小板。

2）Rh 血型的选择：因为浓缩血小板中可含有不等量的红细胞，如果对 Rh 阴性妇女输注 Rh 阳性供者的浓缩血小板，虽然血小板上没有 Rh 抗原，受者仍可因血小板制品混杂红细胞而对 Rh 抗原免疫。因此，对 D 抗原呈阴性的育龄妇女，最好避免用 D 抗原呈阳性供者的浓缩血小板。急需输注血小板时，常规输注 D 抗原呈阳性供者血小板也是合理的,对育龄妇女可以注射 Rh 免疫球蛋白。

3)血小板与 HLA 型配合:输血、妊娠、器官移植后,有患者可产生抗血小板或抗 HLA 抗体。这些抗体缩短了血小板生存时间,产生输血后紫癜及输血无效等不良反应。因此,必须对患者做血小板和 HLA 抗休筛选,对含有抗体的患者采用简易致敏红细胞血小板血清学试验与供体血小板做交叉配血试验,选择配合的献血者;也可以用同 1 例配合的献血者做血小板单采术,向 1 例患者提供全部需要的血小板。

(三)输血反应的血型血清学检查

发现输血反应后,要求及时采集血液标本,认真复查血型,深入进行调查,并采取有效补救措施,切实解决问题。

1.血液标本采集

出现输血反应后,应采集以下几种血液标本:①受血者输血前及输血反应发生后即刻采集的血液标本;②供血者血液标本;③血袋残余血液;④输血反应后5～10 天内的受血者血液标本。

2.检查程序与方法

(1)复查血型:用正反定型方法重新对受血者和供血者进行 ABO 血型鉴定。对受血者进行血型鉴定应包括输血前及输血后的血样,必要时可检查 ABO 以外的血型系统。

(2)重复交叉配血试验:用受血者输血前后的血样分别与供血员血样进行交叉配血试验。应同时采用盐水介质法、酶介质法及抗球蛋白试验 3 种方法进行试验。

(3)取受血者输血后血样做直接抗球蛋白试验:如为阳性,说明输入红细胞已被抗体致敏。

(4)取受血者输血后血样做抗体检查:如疑为 ABO 血型不合输血反应,则检查抗 A 抗体、抗 B 抗体(包括 IgG 抗 A、抗 B);如疑为 ABO 以外抗体所致的输血反应,需用配组红细胞检查,此时抗体水平最高。

(5)检查受血者血清是否有白细胞或血小板抗体:用白细胞凝集试验检查白细胞抗体,用固相或酶联血小板免疫试验、血小板凝集试验检查血小板抗体。

(6)检查血袋残余血液的血型是否与供血员配血管血型相符。

3.输血反应调查

(1)怀疑溶血性输血反应:核对患者的身份和供血者血液,如不一致,立刻找出记录,以便发现是否与其他患者或供血者血液搞错。比较输血前样本及反应后样本,具体如下。

血清或血浆反应后出现淡红色,表明有游离血红蛋白和红细胞破坏。输血后 4～10 小时抽取样本,黄色或棕色变色表明胆红素和其他血红蛋白裂解物增加,这可能是主要的诊断证据。

直接抗球蛋白试验,如输入抗体包被了不配合细胞,直接抗球蛋白试验应为阳性,并呈现混合视野外观。抗体包被的细胞可在循环中很快被破坏,若在反应后几小时抽取样本,则抗球蛋白试验可呈阴性。

对患者的输血样本、血袋内的血或仍然连接在血袋上留样管内的血液重新做 ABO 和 Rh 血型鉴定,检查反应后样本的 ABO 和 Rh 血型。

重做交叉配血试验,用输血前和输血后两种样本与血袋内或和血袋连结的留样管内的样本做试验。若反应前和反应后两种样本都不配合,则输血前的交叉配血有错误。如果反应后样本的交叉配血试验是不配合的,而反应前的样本是配合的,则可能为记忆性抗体的应答,应查对患者从前的输血史,有可能是在前几天输血后产生了抗体。

对输血前样本和供血者血样及反应后样本做抗体筛检。如果任何一个试验为阳性,应进一步鉴定这个抗体,并检查供者血样有无相应抗原。若输血前血样中检出抗体,而供血者血样有相应抗原,则可能是溶血反应发生的原因;若供者血样中无相应抗原,而受者输血前血样及供者血样亦无意外抗体,则应检查该抗体的产生原因。如反应后受者产生一个输血前未发现的抗体,这可能是记忆性反应抗体或输注血液制品中的抗体。

如果抗体得到鉴定,应该检查患者的输血前样本中的细胞,以确定患者缺乏相应的抗原。核对输血记录以决定在样本中有无新近输注的细胞作为输血前样本而被试验,这种细胞将和血型试剂产生混合视野外观或弱反应,可以混淆结果。这类细胞也是刺激记忆性抗体做出应答的刺激物。

(2)怀疑非免疫性溶血:①如果细胞或血浆呈棕色或紫色,或在液体血液内有凝块或异常的团块,或一个离心样本的细胞和血浆交界面呈绒毛状或模糊不清,或含血红蛋白的血浆是不透明或呈泥状,或有特殊的臭味产生等,应考虑细菌污染。②检查仍然保留在容器内的血浆有无游离血红蛋白。如有,可能是在运输和保存期中,或输入时的温度不适当使血液受到损伤;注入了药物或低渗溶液;细菌污染等。③检查残留在输血管道内的血液有无游离血红蛋白。如果输血器在先前已用于输注低渗液,则在管道内可发生溶血,但血袋内则没有。④患者本身有异常红细胞或患者的既往情况造成细胞损害。

(3)查询患者的临床症状:①检查反应后尿液内游离血红蛋白的存在;②反应后在不同间隔内检查血清样本内的未结合胆红素。

三、输血相关疾病

输血相关疾病又称输血传播的疾病或输血传染病,是指受血者通过输入或接种含病原体的血液或血制品而引起的疾病。

(一)输血相关疾病的种类

已知通过输血传播的疾病有十几种,其中最严重的是获得性免疫缺陷综合征和肝炎。

(二)输血相关疾病的预防和控制

1.严格筛选献血员

包括对献血者的既往医学史调查、一般体格检查和严格的血液检验。在调查询问中,应特别注意排除高危人群献血。血液检验涉及输血相关疾病的一些项目,我国目前规定有乙型肝炎表面抗原、丙型肝炎病毒抗体、人体免疫缺陷病毒抗体、梅毒试验和丙氨酸氨基转移酶。随着科学技术的发展,今后还将增加一些检验项目,并进一步提高检验试剂质量,以保证献血者与受血者的安全。

2.加强采血和血液制品制备的无菌技术操作

采血、血液成分制备和血浆蛋白分离过程复杂,发生细菌和病毒污染的机会很多,一定要严格按照技术操作规程进行。1997年之前,我国单采血浆主要是手工操作,需采两程血和回输两次红细胞,因此,献血者可能发生感染的机会多,故国家规定从1998年1月开始一律使用机器单采血浆。

3.对血液制品进行病毒灭活

对血液制品进行病毒灭活是保证输血安全的另一道防线。虽然对献血者严格筛选和血液加工中严格操作可大大提高血液质量和安全度,但不能完全控制病毒传播。这是因为在病毒感染初期,人体尚未产生相应抗体,或抗体水平甚低,未达到可检出水平;实验方法、试剂的灵敏度和准确性、人为差错均影响对病毒的检测。对一些可引起输血传播的病毒与其他微生物,现在我们尚无检测的方法,或根本还没有发现。在此情况下,对血液制品进行病毒灭活,可以最大限度地保证输血安全。现有资料表明,血清蛋白经 60 ℃、10 小时加热可灭活病毒,消除传播肝炎的危险性。Cohn 低温乙醇法制备的肌内注射免疫球蛋白一般也无传播肝炎的危险。其他血浆蛋白制品均要做病毒灭活或病毒祛除。

4.严格掌握输血适应证

输血有可能发生一系列不良反应和发生相关疾病的传播。据美国最近资料报道,每单位血传播病毒的危险性估计如下:获得性免疫缺陷综合征为1/49.3万,乙型肝炎病毒为1/6.3万。因此,在考虑对患者输血时,应当权衡利弊,要严格掌握输血适应证。在确定需要输血时,要选择适当的血液成分或血液制品。一般认为自身输血比较安全,应当提倡。经验证明,保存血比新鲜血安全。例如,4 ℃保存72小时以上的血无传播梅毒危险,4 ℃保存2周以上的血可减少疟疾传播的危险,4 ℃保存10天以上的血可减少人类嗜T细胞病毒传播的危险。

四、输血质量管理

对血液使用者来说,要求必须保证血液质量。这就有赖于输血服务的质量管理体系来保证血液的收集、储存、发放等过程中的质量。质量管理是一个系统工程,包括了血液成分制备过程每个步骤的质量保证,包括质量控制、评审、机构设置、人员组成和培训、设备和材料控制、文件的建立和管理、采供血过程的控制等。每项内容均有明确要求,以下仅介绍输血科的技术管理及血液质量要求。

(一)输血科(血库)的技术管理

1.血液入库

(1)凡需入库的血液或血液成分应及时登记,登记时必须做好核对,包括血液品种、血型、供血者姓名、编号、血量、采血日期、采血者、热合处及包装是否完好等。

(2)登记后的血液或血液成分应分门别类及时存放在贮血冰箱内,标签正放,便于观察。

(3)血袋应垂直放置,让红细胞下沉,以便观察血液质量。

(4)新鲜冰冻血浆必须及时存放于-30 ℃低温冰箱内,血浆袋冰冻后易断裂,应小心轻放。

2.血液贮存

(1)贮血室空气须流通,避免阳光直接照射,随时保持室内清洁。

(2)贮血冰箱温度须保持在(4±2)℃,每天定时观察记录;如发现报警,应及时处理。

(3)贮血冰箱应保持清洁、干燥,严禁存放其他与血液无关的物品,以防污染。

(4)贮血期间应每天观察血液质量有无变化,如发现异常应及时处理。

(5)过期血、待查血须及时取出,移放于专用冰箱内,并做好明显标记,不应与合格血并放。

3.血液出库

(1)血液发出时,应做好四查(有无溶血、凝块、污染、热合渗漏)、七对(姓名、血型、血量、种类、血袋编号、采血日期及保存日期)。

(2)血液发出,应及时登记、注销。

(3)已发出血液,因特殊情况须退回者,原则上应不超过 30 分钟,尤其是在夏季。

(4)用血三联单存根应保存,每天统计用血量。

4.血液报废

过期血、不合格血等需要报废的血液应填妥血液报废单,经科主任审核,报院领导批准后处理。

(二)血液保存液、保存袋及质量标准

1.ACD 保存液

ACD 保存液为我国最常用的血液保存液,ACD-B 方中含无水葡萄糖14.7 g/L,柠檬酸钠・$2H_2O$ 13.2 g/L,柠檬酸・H_2O 4.4 g/L,溶液 pH 5.03,该溶液 100 mL 可抗凝血液 400 mL,血液保存期为 21 天。

2.MAP 保存液

含甘露醇 1.457 g/L,腺嘌呤 0.14 g/L,磷酸二氢钠(NaH_2PO_4・$2H_2O$)0.94 g/L,柠檬酸三钠 1.50 g/L,柠檬酸 0.20 g/L,葡萄糖 7.21 g/L,氯化钠 4.97 g/L,保存液 pH 5.6,血液保存期为 28 天。

3.聚氯乙烯贮血袋

在此塑料袋内,氧和二氧化碳可以缓慢地通过,能够改善红细胞保存环境,对血小板保存更为重要。

五、临床输血的信息管理

(一)临床输血信息收集的重要性

(1)能够反映医院临床输血技术及学术水平,并可统计成分血的百分率。

(2)可为进一步研究和发展输血医学提供可靠的临床依据。

(3)可以及时发现血液质量状况,并向供血单位反馈。

(二)临床输血信息收集的方法

1.卡片跟踪法

每袋发出的血液或血液成分附上1张小卡片,待临床用血完毕后,将患者反应的主要情况填写入卡片,交回输血科(血库),最后统计上报或反馈给血站。

2.表格统计法

由输血科(血库)按规定要求制作输血反应调查登记表,每个患者输血前后的情况均由主治医师详细填写登记,然后返回输血科(血库),每月统计上报。

3.电脑网络法

由输血科(血库)将全院输血治疗患者的反应收集输入电脑,使用用血科室编制软件统一管理,上报医院领导。

(三)临床输血信息管理的意义

(1)直接服务于输血研究,不断提高输血技术水平。

(2)分析临床反馈的各种信息,总结经验,再用于临床指导,不断提高临床用血水平。

(3)用于各级学术交流,促进整个输血事业的发展。

第六章

血液流变学检验

第一节　血液流变学的基础研究

一、红细胞变形性

红细胞变形性或称红细胞的柔顺性或流动性,可简单定义为正常红细胞具有能通过比自身直径小的毛细血管的能力。在血液流动时,特别在微循环系统,血管管径与红细胞直径相当或更小,红细胞要承受很大的剪切力,发生很大的变形才能通过微血管。而在大血管中,红细胞的尺度比血管管径小得多,血液被认为是均匀的连续介质,不再考虑单个红细胞的流变行为。红细胞是机体内重要的物质交换单位,血液将氧和营养成分运输到全身各器官和组织,同时收集废物。微循环正是进行这一物质交换的场所,可见红细胞的变形能力是影响机体新陈代谢的很重要因素。对红细胞流变行为的研究,可以使我们更好地认识血液的流变特性、力学特性及疾病的发病机制和治疗原理等。

(一)红细胞的流变特性

红细胞在流场中极易变形,随着血液流动被拉伸成椭圆形,长轴随流动方向取向。变形的大小和取向的一致性随切变率的增加而增加。在微循环观察中,常可看到红细胞流过狭窄通道时的流变行为。前面已经提到,影响红细胞变形能力的主要原因有红细胞膜的结构、膜的组成成分、膜的流动性、红细胞内黏度等。研究表明,红细胞的变形行为主要是红细胞膜的"坦克履带式运动",并通过这种运动将流场中的剪切运动传到红细胞内部,从而使红细胞更易随外部流场的流动而变形。用一根细的直管,里面充满水后加一些油滴,当水流动时,可以很容易地观察到油滴以类似红细胞膜"坦克履带式运动"的方式在运动。对不同硬度的红细胞流动的研究表明,随着红细胞硬度的增加,对流场的干扰也增加,血液流动的阻力也随之增加。

(二)细胞变形性的检测方法

1.黏度测量法

国际血液学标准化委员会规定高切变率应当在 150 s^{-1},中变率应当在 50～60 s^{-1},低切变率应当在 1～5 s^{-1}。

3 个切变率的选择和设定,不仅是测定全血表观黏度的需要,更重要的是反映红细胞流变性的需要。

红细胞的数量对全血黏度影响很大,另外红细胞的流变性,也就是红细胞的聚集性和变形性对全血黏度的影响更为明显,具有极其重要的临床意义。

红细胞相互聚集越是严重,血液黏度越大,血液流动越慢,流速越慢,切变率越小,黏度会进一步增高,血液流动就更慢,红细胞就更容易聚集;红细胞本身具有非常大的可塑性,也就是它们非常容易变形,这对于维持血液的流动非常重要。如果红细胞的变形性减低,那么血液流动一定减缓,血液黏度就会增加,进一步减低血液的流动速度,切变率变小,黏度增高。如此下去造成恶性循环,进一步加重组织的灌注不良,将带来一系列严重后果。血液学告诉我们,在低切变率的条件下,红细胞容易相互聚集(因为内摩擦力小);在高切变率条件下,红细胞容易变形(因为内摩擦力大)。所以,低切变率下测定出的全血表观黏度实际上反映了该患者红细胞的聚集性;而高切变率下测定的全血表观黏度实际上是反映了该患者的红细胞变形性。高切变率时的全血黏度与红细胞的变形能力有一定的相关性。因此,通过测量高切变率时的全血黏度和血浆黏度,可以定量地计算出反映红细胞变形性的 Tk 值,称为红细胞变形指数。在旋转式黏度计上测量同一切变率(80～200 s^{-1})下的全血黏度 μ_b 和血浆黏度 μ_p,然后按下式计算 Tk。

$$Tk = \frac{1 - \left(\dfrac{\mu_b}{\mu_p}\right)^{-0.4}}{\text{血细胞比容}}$$

正常的红细胞 Tk 值<0.9,病理状态下红细胞 Tk 值>1。T 称为 Taylor 系数,k 称为红细胞群集系数。T、k 之间存在有函数关系 $K = f(T)$。

$$K = 1.01 + \frac{0.006\,6}{T^{-1} - 0.99}$$

通过上述两式可计算出 T、k 值,正常红细胞的 k 值<1.03,通过 T 值可计算

出红细胞的理论内黏度 μ_i。

$$\mu_i = \mu_p \times \frac{T-0.4}{1-T}$$

黏度测量法的优点是直接得到红细胞群体的变形性情况、定量的红细胞变形指数和内黏度值,为不同疾病间的相互比较和资料处理提供了数学基础。缺点是不能得到单个红细胞的流变特性,无法定量了解变形量与测量值之间的确切关系。

2.激光衍射法

将红细胞悬液放在高切变率下使之变形,再通过激光的照射,红细胞在切变场中按流动方向取向,形成流场中的一致排列。通过用激光束照射红细胞悬浮液的流场,可以得到红细胞的衍射图像。可以直接观察红细胞的形态变化,红细胞在切变场中被拉伸成椭圆形状,其衍射图为一旋转 90°的椭圆环,环的椭圆度与红细胞的变形情况成正相关(图 6-1)。

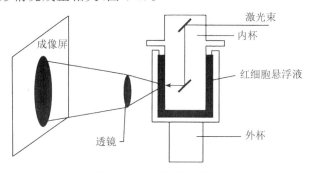

图 6-1　红细胞衍射示意

通过测量衍射环的短轴 af 和长轴 bf,可计算出变形后的红细胞长和受拉伸后的伸长比。红细胞变形指数(DI)可用下式计算。

$$DI = \frac{bf}{af}$$

利用这种方法还可研究红细胞膜的流动性、受力后膜的破碎情况、伸长情况等流变性质。但这种方法也只能得到红细胞群体的变形情况,无法了解单个红细胞的流变特性。可以在一定负压下测定红细胞悬液(比容 $1\% \sim 5\%$)与无细胞介质通过滤膜时的压力-流量关系或通过滤筛红细胞的百分比来计算红细胞的可变性。

3.微管吮吸法

用一根内径小于红细胞直径的微管,一端接一定的负压,另一端接触红细胞,测量一定管径下的红细胞的吸入长度与负压之间的关系。常用以下 3 种方法。

(1)测量在直径 1.5 μm 的微吸管内吸入 1 μm 长度的红细胞所需的负压值。

(2)在直径 1.5 μm 的微吸管内,测量恒定负压下红细胞的吸入长度。

(3)在直径 3 μm 的微吸管内,测量单个红细胞全部吸入时所需的负压值。变形能力越差,所需负压越高。

此方法可以定量地测定单个红细胞的流变特性,并计算出红细胞膜的力学参数及对红细胞通过狭窄管道时进行直接观察等。由于微吸管制作复杂,技术要求高,不宜用作临床检测,主要用于实验研究。

4.微孔筛法

在一定的正压或负压下测量红细胞悬浮液通过一定孔径的微孔筛的滤过率,以此来反映红细胞的变形能力。一般用红细胞滤过指数或红细胞变形指数来表示红细胞变形性。它是将一定浓度的红细胞悬液(10%),通过一个由负压抽取的微孔滤膜,根据红细胞悬液通过的时间计算出红细胞的滤过指数,公式如下:

$$红细胞滤过指数 = \frac{参考介质通过时间}{红细胞悬液通过时间} \times \frac{1}{血细胞比容}$$

二、白细胞变形性

白细胞为无色的细胞,一般正常男女白细胞计数为$(4.0 \sim 10.0) \times 10^9 / L$。白细胞数的少量增加对全血黏度没有明显影响,但在急性感染期,白细胞将大量增多,白细胞附壁也将造成管腔狭窄。这些改变对血液流动产生什么影响,白细胞如何由在血液中流动到为完成其生理功能而靠近壁面,穿过血管壁进入到组织间隙,这些问题的流变学研究将有助于对白细胞功能的进一步了解。

由于白细胞的容积比红细胞大很多,硬度也高很多,白细胞的流变特性对微循环状态也有重要的影响。在微循环观察中,常可看到患某些疾病时白细胞的数目增多、贴壁翻滚、附着及白色微小血栓的形成等现象。但在正常条件下,白细胞数很少,对血液流动的影响较小,加之收集白细胞较收集红细胞困难得多,长期以来对白细胞的流变特性研究没有得到应有的重视。

(一)白细胞的流变特性

微循环观察中可能看到,在细动脉中几乎看不到白细胞,在毛细血管网和细静脉中可以看到少许流动的白细胞。在血流缓慢时,白细胞接近壁面流动,随着流速的增加,白细胞逐渐向轴心移动。正常血液中极少有红细胞的聚集体,血液流动时,白细胞主要分布在轴心,当由于病理情况体内出现红细胞聚集时,白细胞将向管壁移动,直至贴壁。另外,细静脉的管径比细动脉大得多,血流速度也慢得多,细静脉中的剪切力明显低于细动脉,所以在细静脉中更容易看到白细胞的贴壁和附着现象。

白细胞的黏附与白细胞及血管壁的结构有关,血液的流动并不能阻止白细胞黏附于血管壁上。白细胞变形比红细胞慢得多,在通过狭窄的血管时,可造成短时间的血管堵塞。正常情况下,这种现象不会对微循环血流状态产生明显的影响,但在病理状态下可能造成微血管堵塞直至微循环障碍。各种粒细胞与淋巴细胞的流变特性并不相同,研究它们之间的区别可以帮助我们了解不同粒细胞对微循环状态的影响。

白细胞具有明显的变形性,根据变形的不同方式,将白细胞的变形分为2类。

1.能动变形

能动变形是指白细胞依靠自身的能量产生变形的方式,如白细胞穿过血管壁、吞噬异物等。

2.非能动变形

非能动变形是指白细胞在外力作用下发生的变形,如白细胞通过狭窄的微血管时的变形。

白细胞的变形能力较红细胞弱,变形时间也较红细胞长。正常白细胞的变形能力比病态白细胞的变形能力强。但目前尚缺乏有关白细胞流变特性与临床疾病之间关系的研究。

(二)白细胞变形性的研究方法

研究白细胞变形行为的方法与研究红细胞的方法相似,大体也可分为以下5种方法:①黏度测量法;②激光衍射法;③微管吮吸法;④毛细管法;⑤微孔筛法。

随着白细胞流变学研究的不断深入,我们将更多地了解疾病与白细胞流变特性之间的关系,为临床疾病的诊断与治疗提供更多的有用信息。

三、微循环血液流变学

(一)微循环系统中的流体力学问题

微循环状态的好坏与血液流变特性的好坏有很大关系。这一点应该引起微循环研究工作者的重视。微循环中的血液流动与大循环中明显不同,主要表现在以下几个方面。

1.介质的不连续性

在微循环系统,血管直径与红细胞直径相当或更小,血液不再是连续介质,而是一种两相悬浮系统,必须考虑红细胞个体的运动特性。

2.非平衡系统

微循环系统是一个开放的热力学非平衡系统,它与周围组织之间有质量交换和能量交换,系统内有化学反应,这是一个开放系统。

3.低雷诺数运动

雷诺数是一个无量纲的流体力学参数,按下式求得

$$雷诺数 = \frac{VD}{v}$$

式中,v 为运动黏度系数,D 为流场的特征长度,对圆管来讲 D 是圆管直径。雷诺数是衡量流动状态的参数,对于圆管流动,一般雷诺数 $<2\ 300$ 时,流动是层流;雷诺数 $>2\ 300$ 时,流动为湍流。

在微循环系统内,血液流动的雷诺数在 $0.01 \sim 0.001$ 之间,惯性力可以忽略不计,黏性力占主要地位。表面张力、分子间的范德华力和分子的布朗运动都应加以考虑,使得问题更加复杂。

4.流动边界

微循环周围组织的千变万化,使得微血管的物理模型也十分复杂。大致可分为以下 3 类。

(1)孤立的黏弹性管。

(2)有弹性支撑的黏弹性管。

(3)弹性胶体介质中的刚性管道。

5.应力-应变关系

微循环系统中,由于要考虑红细胞个体的流变特性,血液流动时,应力与应变之间呈非线性关系,使得问题的求解变得十分复杂。

(二)微循环血液流变学的研究内容

微循环血液流变学研究的问题大多涉及深奥的高等数学、流体力学、弹性力

学、渗流力学、两相流理论等,下面仅列举一些有关生物组织力学特性和微循环流体力学的研究进展。

(1)红细胞的趋轴效应与血浆层的存在对微循环状态的影响。

(2)微血管中血液流动的压力-速度分布。

(3)F-L效应及逆效应对微循环状态、功能的影响。

(4)微血管管壁的表面性质对血液流动及微循环状态的影响。

(5)血液与血管周围组织物质交换的理论研究。

(6)微血管中血液流动的模型实验研究。

影响因素主要有以下几点:①红细胞悬浮液中红细胞的浓度;②微孔筛的孔径、厚度及均一性;③正压或负压值等。其中以微孔筛的质量最为重要,一般要求在电镜下观察孔径,超过50%的微孔直径符合要求才能使用;微孔边缘要光滑,不能有毛刺等。

微管吮吸法、毛细管法、微孔筛法的原理都是让红细胞通过一个狭窄的通道,研究其通过时的变形情况。此类方法可以了解单个红细胞的流变特性,与黏度测量法、激光衍射法结合使用,可以全面了解红细胞的流变行为,为我们提供更多的有用信息。

四、微循环流体力学

微血管体外模拟实验研究多是为证实某种观点或重现某种现象,进而用流体力学的理论去解释这种现象和观点而设计实现的。

通过研究锥型管道对湍流流动的转化作用,可以研究心血管系统的流动特性。用激光多普勒测速仪测量在直的锥型玻璃管道中流动转化为湍流时的流速分布,流体为生理盐水,用电磁流量计测量系统的流量。结果显示流动转化雷诺数随着锥型管道长度的增加而增加,也随着管道锥型角度的增加而增加。一般内脏血管的锥角不足以维持层流流动,在兔腹主动脉注入颜料可以显示湍流流动,在犬腹主动脉靠近髂动脉的分支处可看到流动的干扰,但在马的腹主动脉中流速没有受到干扰。结果提示在腹主动脉的锥型结构可以导致层流的扩展。

用血管照相技术可以研究分离流动的流体力学现象对动脉粥样硬化形成的影响。实验发现,在较粗的分支管中有发展的分离流动,将流动的图像用示踪技术拍摄后送到图像分析仪上分析测量,给出流动变化发展的时间相关曲线,用来分析流动分离的情况。

利用肝素化的管道和旋转泵制成机械循环辅助系统,用于左心体外循环的实验。在对 13 只犬进行体外左心循环实验后,没有发现明显的凝固情况,实验后对内脏器官的病理检查也未见血栓形成。将此装置用于 13 例不能在开心术后用心肺循环机的患者,也取得一定效果。用玻璃管模型和大鼠脑动脉分支血管模型,研究在脑动脉分支中有无动脉瘤时血流动力学对血管瘤的发生和生长的影响。结果表明:血管中小颗粒的蓄积可以发展为初始的动脉瘤,在血管远端的顶端可产生流动的分离,颗粒进入动脉瘤入口的穹隆部可以明显降低那里的流速,颗粒沿穹隆的边界做低速运动,血管壁的切变率在动脉瘤入口的末端最大。在动脉瘤抵抗重力场形成时,血栓形成的危险性很低,与体内其他流动环境比较,这里的流动几乎没在湍流,因而血栓的生长和断裂的危险性很低。

目前有很多技术用于脑微血管流体力学的研究,如超声多普勒用于脑循环状态的评价及脑微血管血流量的测量,电磁流量计、热敏电阻法、热清除法、热扩散法、双波长激光多普勒法等用于组织血流量的测量。

第二节 血液黏度的测量方法与质量控制

一、测量方法

(一)毛细管黏度计

1.测量原理

不同黏度的流体流过相同的管道时所用的时间是不一样的,流体的黏度越大,所用的时间就越长。根据泊肃叶定律,如果控制相同的容积、压差、管径和管长,则流体的黏度与流过一定管长所用的时间成正比。测量时,让水和血液通过同一根管子,分别测量它们所用的时间 Tw 和 Tb,已知水的黏度 μ_w,则血液黏度 μ_b 可按下式计算出来。

$$\mu_b = \frac{Tb}{Tw} \times \mu_w$$

2.仪器的优缺点

此类仪器具有价格低廉、操作简便、快速、易于推广等优点,尤其适合基层医院临床检验工作的需要。

但由于仪器测量原理所限,造成了它的致命弱点是切变率不易确定。在毛细管中的不同位置,切变率是不一样的,不同样品所受到的壁面切应力也不一样。使得确定切应力与黏度之间的关系变得十分困难,对进一步研究红细胞、白细胞的变形性及血液的黏弹性等流变特性也无能为力。

因此,这类仪器较适用于测量牛顿流体,如血浆黏度等,而不适用于测量非牛顿流体,如全血黏度等。

(二)旋转式黏度计

1.测量原理

此类仪器的测量原理是将血液置于一个已知切变率的切变场中,测量一定剪切率 γ 下所产生的切应力 τ 大小,然后按下式计算血液的表观黏度 μ。

$$\mu = \frac{\tau}{\gamma}$$

目前常见的回转式黏度计有以下 2 种。

(1)圆筒式黏度计:由两个同轴的圆筒组成,圆筒间隙内放待测量的液体。一般固定外筒不动,内筒以已知角速度 ω 旋转,通过测量液体加在内筒壁上的扭力矩 M 换算成液体的黏度 μ。

$$\mu = K \times \frac{M}{2 \times \pi \times R \times \omega}$$

式中,K 为仪器常数,R 为内筒半径。

一般采用循环水浴保温,仪器测量时试样的温升减至最小,试样用量也较少。这种仪器可用来研究血液的凝固过程、黏弹性、红细胞变形性、聚集性、血液特性的时间相关性等。

(2)锥板式黏度计:由一个圆平板和一个同轴圆锥组成,圆锥角为 θ,待测量的液体放在圆锥和圆板间隙内。一般固定圆板,圆锥以已知角速度 ω 旋转,通过测量液体加在圆锥上的扭力矩 M 换算成液体的黏度 μ。剪切速率 γ 的公式如下。

$$\gamma = \frac{\omega}{\theta}$$

可见剪切速率与圆锥半径无关,即在圆锥面上的剪切速率处处相等。因此,锥板式黏度计在设计原理上较圆筒式更合理,更适合直接测量非牛顿流体的黏度和流动曲线。由于采用循环水浴保温,仪器测量时试样的温升减至最小,试样用量也较少。这种仪器可用来研究血液的凝固过程、黏弹性、红细胞变形性、聚集性、血液特性的时间相关性等。

图 6-2 是锥板式黏度计的工作原理图,电机通过变速齿轮和传动皮带带动刻度盘旋转,扭丝弹簧连接刻度盘与圆锥,当圆锥与平板间没有流体时,圆锥转动不受黏性阻力的作用,弹簧处于初始状态,称为仪器的测量零点。此时圆锥与刻度盘同步旋转,当圆锥与平板间有流体时,圆锥转动时会受到流体黏性阻力的作用而旋转一个角度,同时扭丝弹簧也受到扭力力矩的作用,从而产生一个相同大小的反力矩 M,达到平衡。此时圆锥与刻度盘同步旋转,但与初始状态相比,圆锥旋转了一个角度 θ,这个角度与流体的黏度大小成正比。用适当的传感器可以记录下扭丝弹簧的力矩 M 和圆锥的旋转角度 θ,则流体的黏度计算公式如下。

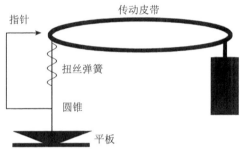

图 6-2　旋转式黏度计的工作原理示意

$$\mu = \frac{3 \times \theta \times M}{2 \times \pi \times \omega \times R}$$

2.仪器优缺点

旋转式黏度计是研究血液流变学较理想的仪器,通过研究切变率和切变应力之间的关系,可以定量地了解血液、血浆的流变特性,红细胞与白细胞的聚集性、变形性、内黏度、黏弹性、时间相关性等很多流变特性。操作使用也较简单,但价格相对毛细管黏度计要贵一些,操作要求也更精细一些。

(三)其他仪器

测量血液流变特性的仪器,除上述毛细管黏度计和旋转式黏度计外,还有落球式、平板式、振动式及流变仪等。由于这些仪器的工作原理与上述仪器大同小异,而且应用不多,这里不再一一介绍。

二、质量控制

(一)毛细管黏度计的质量控制

根据毛细管黏度计的测量原理,以下几点需要加以注意。

（1）严格按仪器操作规程工作。

（2）对比液体最好用蒸馏水或生理盐水。

（3）温度控制要严格。

（4）毛细管的清洗问题应引起足够重视,特别是上一个样品的残留物对下一个样品测量结果的影响。

（二）旋转式黏度计的质量控制

1.采血

采血时最好用 7 号以上的针头,以避免过细的针头对红细胞产生一定的剪切力,从而破坏红细胞。溶血问题也应引起注意,应尽量缩短压脉带阻滞时间。血液黏度在早 8 点左右最高,晚 8 点左右最低,故时间宜固定。

2.标本处理

血液需经抗凝处理后才能用于测量,抗凝剂对血液流变特性的影响不可忽视。抗凝剂一般用肝素或乙二胺四乙酸,使用肝素抗凝时,建议 37 ℃烘干后使用,肝素用量为 20～30 U/mL 血液。乙二胺四乙酸用量 3.4～4.8 mmol/L 血液。血液放入后要摇匀。如使用液态抗凝剂柠檬酸钠、乙二胺四乙酸等,则应考虑其对血液的稀释作用。同一批实验宜采用同一批号同种抗凝剂。抗凝血在 4 ℃的环境下可保存 12 小时,37 ℃宜在 1 小时内完成。若采血后立即测定,血黏度偏低,宜静置 20 分钟后再测定。

3.温度控制

血液黏度随温度不同而改变,在 30～37 ℃内影响更大。理论上应与人体温度一致(37 ℃),但 37 ℃血液黏度低,需要仪器有较高的灵敏度,否则误差更大。故可选 25 ℃或 23 ℃测定。同一批实验应在同一温度下测量,不同温度时的测量结果之间不能比较。温度高时应考虑随测量时间的增加、流体蒸发等因素对其流变特性的影响。

4.测量前

充分混匀。

5.测量顺序

用剪切率可调的仪器测量时,应考虑测量顺序的影响。建议测量从低剪切率开始,逐渐增加。需要注意的是在低剪切率测量时,随着测量时间的增加,血样中有形成分的沉降对测量结果的影响。

第三节　血液流变学的临床应用

一、常用血液流变学概念

(一)黏度

液体流速快,其黏度相对较低;而液体流速慢,其黏度相对较高。因此,黏度就成为反映液体,包括血液的一种流动性(或称流变性)的物理参数。

牛顿将黏度定义为衡量液体流动时的内摩擦力或阻力的度量。这就是说,一种液体的黏度和当时液体所处的剪切应力和切变率有关,黏度与剪切应力成正比,而与切变率成反比。

牛顿发现有两种类型的液体,一种液体的黏度符合上述规律,牛顿称之为"非牛顿液体";而另一种液体的黏度不符合上述规律,它的黏度是一个常数,不随切变率的变化而变化,牛顿称之为"牛顿液体"。全血是非牛顿液体,全血的黏度随切变率的变化而变化;而血浆被看作是牛顿液体,它的黏度与切变率无关。这点对我们检测全血和血浆黏度以及分析检测结果十分重要。

(二)比黏度

我们可以利用比黏度来表示两种液体的黏度区别。如果使用一种已知黏度的液体,如以蒸馏水或生理盐水做参照液体,就可以间接测量血液的黏度。这种比黏度的概念一般是使用在血浆黏度的测定上,因为它被看作是牛顿液体,在测定其黏度时只选择一个切变率条件即可,不像测定全血黏度必须选择不同的切变率作为检测条件。

无论是在仪器设计、测定操作中,还是在分析结果时都必须注意这一点。

(三)还原黏度

由于全血中含有大量的红细胞,红细胞数量显然对全血黏度构成非常重要的影响,实际上全血黏度与血细胞比容关系很大,见图 6-3。

因此,为了克服血细胞比容对全血黏度的影响,使不同个体之间的全血黏度有可比性,所以将不同个体的全血黏度都以血细胞比容 1% 时来表示,这就是所谓的还原黏度。

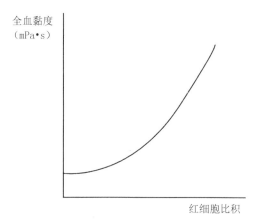

图 6-3 血细胞比容对全血黏度的影响

（四）相对黏度

由于非牛顿液体（包括全血）的黏度是随着切变率的变化而变化的，所以其黏度不是一个常数。我们把在特定切变率下测定出来的黏度称为这种液体的相对黏度。

临床上，如果只是比较某一位患者本身血液的黏度变化（如治疗前和治疗后，不同饮食和运动对黏度的影响），既可以参考相对黏度，又可以参考还原黏度；但是要比较不同患者，或患者与健康人之间的血液黏度变化就必须使用还原黏度，而最好不用相对黏度。

（五）血沉方程 K 值

红细胞越是相互聚集，血沉速度就越快。但是血沉速度的快慢还受红细胞数量的明显影响，为了排除红细胞数量（血细胞比容）的影响，人们设计了一个公式，采用了一个新的参数，即血沉方程 K 值来表示红细胞的聚集性。

$$血沉 K 值 = \frac{血沉测定值}{（血浆比容 + en\ 红细胞比积）}$$

en 是自然对数。这样，血沉 K 值越大，表明红细胞聚集性越强。

（六）红细胞聚集指数

红细胞聚集指数指低切黏度与高切黏度的比值：红细胞聚集指数＝低切黏度/高切黏度。

红细胞聚集指数是反应红细胞聚集性及程度的一个客观指标，红细胞聚集指数增高表示聚集性增强。

(七)切变力和切变率

血液在血管中是一层一层流动的,靠近中央的液体层流速快,靠近周边的液体层流速慢。这样就在快慢两层液体之间形成了流速差,快的一层给慢的一层以拉力;而慢的一层给快的一层以阻力。

快慢两层液体间的一对力(拉力与阻力)就形成了驱使整体血液流动的力,称为切变应力(又为内摩擦力)。

既然快慢两层之间运动速度不一样,我们就可以找出它们之间的速度差和距离差,用一个参数表示,就是切变率,用 γ 表示。计算公式如下。

$$切变率(\gamma) = \frac{速度差(cm/s)}{距离差(cm)}$$

切变率的计量单位是 s^{-1}。

切变率是液体(血液)内部运动(流动)的重要因素。一般来讲,切变率高,液体流速快;反之,液体流速慢。

二、影响血液流变学各项指标的主要生物学因素

(一)容积

红细胞是血液黏度的主要因素之一,红细胞的比容增高,则血液黏度增高。

(二)红细胞大小和形态

红细胞大小和形态直接影响红细胞变形能力,红细胞变形能力降低可使高切黏度增高。

(三)细胞聚集

红细胞在正常情况下呈分散状态。实验证明,人体内的红细胞表面带有负电荷,当负电荷多时,由于静电排斥而使红细胞不易聚集,当负电荷减少时,红细胞容易形成缗钱状聚集。引起红细胞聚集的原因,除红细胞带电减少外,大部分是由于球蛋白的增高,特别是纤维蛋白原的增高。

红细胞聚集指标主要有红细胞电泳、血沉、血沉方程 K 值。一般来说,血沉快可反映红细胞聚集性增加,但由于血沉受许多因素影响,特别是红细胞多少的影响,故有学者提出用血沉方程 K 值来排除这些影响因素的干扰。

(四)红细胞变形能力

在适当的切变率下,即使血细胞比容达到 95%～99%,血液仍能保持流动。而与红细胞大小相同的刚性颗粒悬浮液,当其浓度仅为 65% 时,就成为混凝土

般的稠度,不能流动。这是由于红细胞是一种内黏度很低,具有很大流动性的物质。当红细胞变形性降低,血液黏度增加。

(五)血浆黏度

血浆黏度主要由血浆中大分子物质决定,包括各种蛋白质和脂类,如纤维蛋白原、α-巨球蛋白、IgM、IgG 等。其中血浆纤维蛋白原影响最大。这主要由于纤维蛋白原可形成链状分子结构,使红细胞相互聚集,形成缗钱状。

(六)血小板黏附与聚集

正常情况下,血小板对血液的流动性和黏性一般无重要的影响,但在某些特定的生理或病理情况下,如出血、血栓形成、动脉硬化等,由于血小板的黏附性和聚集性的改变而对血液的流动性与黏性造成重要影响。

三、血液黏度改变与相关疾病

(一)血浆蛋白异常引起的血液黏度升高

全血黏度的高低与血浆蛋白浓度有很大关系,许多血浆蛋白异常的疾病都可以表现出明显的高黏滞性,如巨球蛋白血症、多发性骨髓瘤、先天性高纤维蛋白原血症、某些结缔组织病等。由于血浆中蛋白含量的异常升高,使血浆黏度明显升高,进而使血液黏度升高。另外,血浆蛋白的增加也可导致红细胞的聚集,特别在低切变率时更为明显,从而进一步导致全血黏度的升高。

(二)红细胞数量增多引起的血液黏度升高

原发性或继发性红细胞增多症、肺心病、烧伤、严重脱水、高原环境、长期缺氧等都可造成红细胞数量的明显增多,从而导致血液黏度升高。

红细胞增多常伴有红细胞内黏度和红细胞聚集性的改变,根据不同变化情况可分为 4 类:①内黏度和聚集性均正常;②内黏度正常,聚集性增高;③内黏度升高,聚集性正常;④内黏度和聚集性均升高。

低切变率时的血液黏度主要由红细胞聚集产生,这是由于低剪切率时红细胞主要以群体方式存在,红细胞彼此之间的聚集能力直接影响低剪切率的黏度。高切变率时的血液黏度主要由红细胞的变形性产生,这是由于高剪切率时红细胞主要以个体方式存在,单个红细胞的流变特性就显得非常重要,它会直接影响高剪切率的黏度,而红细胞内黏度是影响红细胞变形性的主要因素。

(三)血液病引起的血液黏度升高

如镰状细胞性贫血、异常血红蛋白病、球形细胞增多症等,常可导致红细胞流变特性的恶化;如红细胞内黏度升高、聚集性增加、膜的稳定性和流动性下降,使得血液在流动时阻力加大,红细胞更易受到破坏。某些血液病如贫血,红细胞数量减少,虽然也伴有红细胞流变行为的异常,但全血黏度可能是正常的,甚至是降低的。

(四)复合因素引起血液黏度升高

事实上,很多疾病的血液黏度改变都是由多种原因造成的,如心、脑血管疾病的红细胞浓度、全血黏度、血浆黏度、红细胞聚集性、血小板聚集性升高和红细胞变形性下降。心肌梗死后,红细胞、血小板聚集物明显增多。另外,糖尿病、外周动脉性疾病、高血脂、肿瘤等也都可观察到血液流变指标恶化的趋势。

四、细胞变形性异常与相关疾病

临床研究表明,红细胞变形能力降低是一些疾病的发病机制与病程发展中的重要环节。变形能力的正常与否主要由红细胞膜的力学性质、红细胞内液的黏度和红细胞的几何形状等因素决定。一些外在因素,如血管管径、红细胞数量、血浆黏度、pH、渗透压等对变形能力都有影响。

(一)血液病

红细胞变形能力的降低在一些溶血性疾病的发生、发展过程中占有重要地位,也是造成红细胞寿命缩短的重要原因。

1.红细胞内黏度异常

正常红细胞内黏度为 6～7 mPa·s,当红细胞的血红蛋白浓度显著升高时,内黏度亦呈指数上升。另外,pH、渗透压及红细胞的钠钾泵等也可影响内黏度。一些未成熟红细胞的变形能力也显著低于正常红细胞。红细胞内黏度异常常见于镰状细胞性贫血、海洋性贫血等疾病。

2.红细胞膜结构形态异常

如球形、椭圆形红细胞增多症,免疫性溶血性贫血等疾病,红细胞形状明显不同于正常红细胞,表面积与容积比、携氧能力和代谢能力显著降低,红细胞膜的稳定性下降,在流动中容易受到破坏,造成红细胞破碎、溶血。

(二)其他疾病

心肌梗死、脑血栓、冠心病、糖尿病、肝脏疾病、呼吸系统疾病、硬皮病、高脂血症、雷诺综合征等,都伴有不同程度的血液黏度、红细胞变形性、红细胞内黏度等流变指标的异常。

如果一种疾病的流变学指标有一项或更多项的特异性改变,血液流变学检测的诊断特异性问题就解决了。但从目前的研究情况来看,尚未找到疾病与某些指标之间的特异性联系,许多疾病的流变学指标的改变是相同或相近的,从某项指标的异常并不能得出患某种疾病的确切结论。

研究工作也表明,临床一些常见疾病的血液流变学改变极为相似,如脑梗死、脑血栓、心肌缺血、急性或慢性肾衰竭、高血压、冠心病等,都会出现全血黏度增高、红细胞变形性恶化等改变。从客观上讲,血液参与全身的物质交换,全身各部位的器官和组织的病变都可反映到血液中。但是一个血液流变特性指标异常的检查结果,至少可以提示我们在患者的机体内存在着潜在的病灶。尤其在心、脑血管系统疾病和血液病的诊断中,血液流变指标有其独特的重要意义。

很多心、脑血管疾病出现临床症状以前就可以观察到明显的血液流变指标异常,甚至有可能通过血液流变学的研究,辅以其他医学手段,达到预测和预防心、脑血管疾病的目的。

五、血液流变学指标异常与恶性肿瘤

恶性肿瘤是目前严重威胁人类生命的疾病之一。常可观察到恶性肿瘤患者血浆黏度、血液黏度及红细胞聚集程度的增高。

改善影响血液流变特性的各种因素,虽然不能完全改变症状,但可使病情缓解,并有可能帮助人们预防肿瘤细胞的转移。血液流变指标的检查,可能有助于癌症的早期诊治。

红细胞聚集程度的增高使得血流中的聚集体明显增多。血液在流动时,比聚集体小得多的肿瘤细胞从血管轴心处向管壁移动,即趋边效应。这种效应使肿瘤细胞有更多的机会接触管壁,在血管内皮不规则的地方或管壁有二次流的地方,肿瘤细胞可能停滞或陷入其中,不利于破坏肿瘤细胞的治疗措施的实现。而留宿的肿瘤细胞又可能被逐渐增长的血栓所包埋,或穿过血管壁进入到周围组织。因此有理由认为,改善血液流变性即使不能完全抑制肿瘤细胞的转移,至少也可以作为一种阻止的手段。如临床抗凝剂的使用可以减弱红细胞的聚集程度,以达到改善血液流变特性、预防转移的目的。曾有报道,200例有心肌梗死或脑动脉供血不足病史的患者,每天或隔天接受肝素治疗2～22年,结果无1例发生恶性肿瘤;对540例血栓病患者口服抗凝药治疗情况的统计表明,肿瘤转移的发生率减少到统计期望值的1/8。抗凝药的这种作用可以解释为,它防止了在附着于血管内皮的肿瘤细胞周围形成血栓,从而使肿瘤细胞暴露,更易于直接受到机体免疫系统的攻击,以达到破坏肿瘤细胞、抑制其留宿和转移的目的。肿瘤细胞的抗剪切能力远远小于正常红细胞,生理范围内的剪切力足以将肿瘤细胞杀死。但肿瘤细胞常常包里于血栓之中或陷于血管内皮凹陷处的二次流中。因此,肿瘤细胞能否成功地转移和扩散,血液流变学和血液流体力学可以提供重要的判断依据。避免血液淤滞和二次流的出现,保证充足的血流,可能有利于防止肿瘤细胞的转移和留宿。

目前,有关肿瘤血液流变学的研究还不多见,要对不同类型的恶性肿瘤描述出其各自的流变学改变的特点还有困难。但把血液流变特性的指标作为辅助诊断的手段来应用,是十分有意义的,并有望由此开辟一条新的诊断和治疗肿瘤疾病的途径。

六、血液流变学指标异常与脑血管疾病

脑血管疾病与血液流变学特性的关系极为密切,国内外许多学者都大量报道了脑血栓、脑梗死、脑缺血等疾病的发生、发展、治疗、预后与血液流变学指标改变的相应关系。

有关于脑血管障碍综合征引起慢性脑缺血的病理生理学观点的报道,认为在异常脑微循环范围内的营养血液湍流的恶劣循环可以被药物阻断,通过防止红细胞和血小板的聚集,可以改善微血管范围内的血液供应,改善红细胞的变形能力,降低血液黏度,使氧的供应得到加强,葡萄糖的利用更加充分。通过己酮可可碱对脑组织水肿改变的有益阻止,细胞的功能和膜的通透性可以恢复,并消除微循环的机械障碍。也有报道用己酮可可碱治疗 10 例脑缺血患者的结果,表明治疗后红细胞的变形能力和全血的屈服应力有明显改善,但血浆黏度和红细胞聚集性没有明显变化。临床研究认为,由于血细胞比容的升高(超过 46%)引起的高血液黏度会增加脑梗死的危险。血细胞比容升高患者的脑血流量比正常人要低,如果放掉 200～250 mL 血,脑血流量可以恢复至正常水平。由此认为,放血可以作为高血细胞比容引起脑缺血危险患者的预防手段,但这一手段的有效性尚有待于临床的进一步验证。有关脑缺血的实验研究也表明血液稀释可以减少梗死面积,因此可作为治疗急性脑缺血的有效手段。尽管脑缺血的病理生理机制和临床意义尚不明了,但高血液黏度确是危险因素之一。

自从报道了由于血细胞比容在微血管中明显降低,当微血管管径变小时,其有效黏度也随之减小的现象后,许多学者逐渐注意到 F-L 效应在脑循环中的作用。有关脑微血管的解剖学研究认为,脑微循环的血管管径在 30～70 μm 之间,

毛细血管管径为 $4\sim6~\mu m$,细动脉管径为 $14\sim25~\mu m$,一般认为 F-L 效应的临界管径为 $5\sim7~\mu m$。

动物实验表明,自体血浆回输及低分子右旋糖酐静脉滴注可以有效地提高脑的局部血流量。在低分子右旋糖酐输液量等于全身血容量的 20% 时,由于颈内动脉末梢及近中脑动脉的阻断造成的半球缺血的面积可以减少 60%。局部脑血流量的升高主要在缺血脑而不是非缺血脑,这说明高血容量的血液稀释对脑灌注的作用更主要的是在低灌流区,并可能与灌流引起的血液黏度改变有关。如果不考虑血细胞比容减少造成血氧含量绝对值的降低,在血细胞比容低于 33% 时,随血细胞比容的增加,血液的相对氧传输量急剧增加。有关自体血浆稀释治疗脑缺血时血细胞比容与脑皮质氧传输量关系的实验,也证实了这一点。但在全血及红细胞成分输血时没有看到脑血流量的改善。动物进行红细胞成分输血后,对实验性脑缺血的面积可以造成不利影响,脑皮质的血流速度降低,这可能与血液黏度和细胞聚集能力的增加有关。

早在 1966 年就有关于血液黏度和纤维蛋白原浓度与脑缺血之间关系的报道。血细胞比容的增加(50% 以上)与脑梗死面积的大小有直接关系。关于脑卒中患者的研究,则表明血细胞比容或血浆纤维蛋白原水平与脑血流量呈负相关。另有关于脑卒中患者的研究报告说明,红细胞变形能力及血小板聚集性没有明显变化。

利用荧光标记方法研究大鼠脑微血管的结果表明,缺血性脑损伤会引起微循环障碍,并可由血液的流变特性表现出来,这是由白细胞与损伤的内皮细胞之间的多因素相互作用所引起的,在微血管网中,组织代谢产物和细胞损伤产物的释放,以及由此导致的细胞通透性增加,引起浆液移入间质,并可造成血细胞比容的增高;灌流压的下降可以导致血液黏度的增加;全血黏弹性和血浆密度在压迫颈动脉时升高,全血黏度的升高与脑血流量的降低有直接关系。

急性照射 1 小时后,可出现脑微循环障碍,血液流变特性也有变化。急性细菌性感染与细胞流变学特性之间存在一定的关系,白细胞流变特性的异常改变是感染发生时缺血性脑梗死的重要危险因素之一。

在上述研究的基础上,著名血液流变学专家 Copley 在 1989 年提出了周围血液流变学的概念及血管-血液器官的理论,亦即血管周围空间的流体与结构的流变学。认为血-脑边界和基底膜-脑边界结构的流变学研究与血管-血液器官的研究是密切相关的。

第四节 红细胞沉降率测定

红细胞沉降率是指红细胞在一定条件下沉降的速度,简称血沉。健康人的血沉数值波动于一个较狭窄范围内,在许多病理情况下,血沉可明显加快。

一、测量方法

(一)魏氏法

1.原理

血流中的红细胞因细胞膜表面的唾液酸所具有的负电荷等因素而互相排斥,使细胞间距离约为 25 nm,故彼此分散悬浮而下沉缓慢。如血浆或红细胞本身发生改变,则可使血沉发生变化。

2.方法

取 1.6 mL 静脉血,按 4∶1 比例与 106 mmol/L 柠檬酸钠溶液(0.4 mL)混匀,然后吸入清洁、干燥的标准魏氏血沉管,并调至"0"刻度处。血沉管在室温下(18～25 ℃)严格垂直放置。避免阳光直照、振动和血液外溢。1 小时后,读出血浆凹液面底部至沉降红细胞柱顶部之间的距离数,即为血沉结果。

(二)动态监测法

1.原理

红细胞在一定管径的玻璃管中由于重力的作用自由沉降,经过大量的实验观察发现,沉降过程分为 3 个阶段:前 10 分钟,沉降速度缓慢,处于延迟期;后10 分钟,由于红细胞压在管的底部,沉降速度渐趋缓慢,逐渐接近一渐近值;而中间 40 分钟,则沉降速度较快,呈线性下降。

动态监测法即根据红细胞沉降的这一特点,采用红外线等检测技术,在30 分钟内,每间隔 45 秒探测在线性下降过程中红细胞沉降的位置,根据线性方程换算成魏氏法 1 小时或 2 小时的结果。

2.方法

根据不同规格的试管,取一定量的静脉血与相应抗凝剂按 4∶1 比例混合,混匀后置于仪器上选定程序开始计时。0.5 小时或 1 小时后,仪器自动打印报告,同时可打印动态反应图。据报道,动态反应图可在一定程度上有助于区分某些疾病,但缺乏特异性。

(三)光密度法

1.原理

由于红细胞缗钱状结构的形成对红细胞沉降的整个过程发挥着极其关键的作用,因此,在某一容器内的全血的透光性将随着时间的变化而增加。该方法利用激光为光源,对毛细管中的微量全血进行照射,20 秒扫描 1 000 次,动态检测红细胞聚集和沉降的变化过程,而后通过光密度的变化换算成魏氏法的相关结果。

据报道,光密度法测量红细胞沉降率的结果与魏氏法的相关系数为 0.97。该方法报告结果快速,操作更为简便,近年来已逐步开始应用于临床。

2.方法

抽取静脉全血 1~2 mL,乙二胺四乙酸抗凝,在自动混匀器上混合 2 分钟后上机操作。

二、影响因素

(一)血浆的性质

在正常情况下,红细胞膜表面的唾液酸带有负电荷形成 Zeta 电位,使红细胞互相排斥而保持悬浮稳定性,沉降很慢。

在病理情况下,血浆纤维蛋白原或球蛋白增多,致使红细胞 Zeta 电位降低,彼此易于粘连成缗钱状,此种聚集的红细胞团块与血液接触的总面积缩小,受到血浆的阻逆力减弱而使血沉加快。而清蛋白、糖蛋白等可使血沉减慢。

此外,血沉还与血脂有关,胆固醇可使血沉加快,而卵磷脂可使血沉减慢。

(二)红细胞的比容和形状

单个红细胞是一个微小的胶体集团,细胞膜的表面有一层水化膜,使细胞互相隔离,细胞膜上的负电荷又使红细胞互相排斥,许多红细胞悬浮在血浆中,下沉时受到的阻力很大,故血沉很慢。

在妊娠和许多疾病时,红细胞互相聚集成缗钱状,与血浆接触的表面积大为减少,下沉时受到血浆的阻力相应减少,因此,血沉明显加快。

现在认为红细胞缗钱形成是妊娠和各种疾病时血沉加快的主要原因。聚集的红细胞数量越多,聚集块越大,血沉加快越明显。球形、镰形等异形红细胞或红细胞严重大小不均时,不易形成缗钱状,对血沉影响不大。镰形细胞性贫血患者血沉甚至很慢。大红细胞因球体半径较大,表面积相对减少,受到血浆的阻逆力相应减少,下沉较小红细胞快。

红细胞大小变化只有在研究病例对血沉的影响时才有意义。

(三)血沉管的位置

当血沉管垂直直立时,红细胞受阻逆力最大。当血沉管倾斜时,红细胞多沿一侧下降,而血浆在另一侧上升,致使血沉加快。

(四)温度

室温增高时,血浆黏度降低,血沉加快;反之,血沉减慢。

三、质量控制

主要针对魏氏法而言。

(一)测量时间

采血后,室温下必须在 2 小时内测定完毕,4 ℃下可延长至 6 小时内测定完毕。凡标本用放大镜观察有凝集者,必须弃去不用。

(二)结果的判读

观察结果必须准确掌握在 1 小时内,读出血浆凹液面底部至沉降红细胞柱顶部之间距离数。有些患者血沉先慢后快,有的先快后慢,因此,绝对不允许只观察 0.5 小时沉降率乘以 2 而作为 1 小时的沉降结果。

(三)血沉管的标准

魏氏血沉管:按国际血液学标准委员会要求,此管必须厚壁、笔直、无色、无可见内疵,上端必须磨光,并与纵轴成直角,有一适当斜边,下端必须弄尖,仔细打磨与纵轴成直角。管长(300±1.5)mm,管孔直径为(2.55±0.15)mm,管孔一致性即误差为±0.05 mm。分度单位为 mm,两个分度间允许最大误差为0.22 mm。分度必须精确、清楚,标记线宽度一致。数字从 0 至 200,用 10 或更小间隔刻出。

(四)测量温度

如果室温低于 18 ℃时,应放在 18~25 ℃温箱内测定。如果超过 25 ℃时,可查温度变化校正表(图 6-4)校正后报告。

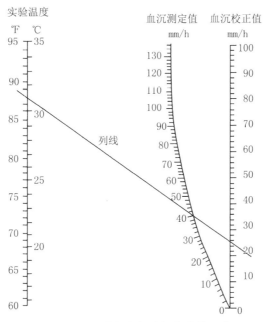

图 6-4 不同室温红细胞沉降率校正表

（五）血液与抗凝剂的比例

血液与抗凝剂的比例为 4：1，混合充分，无凝血，无溶血，放置后的血液吸入血沉管前应再混匀一次，吸入血沉管内的血液应不含气泡。

（六）血沉管的位置及洁净度

在垂直的玻璃管中，红细胞下沉时受到的阻力大，下沉慢。如果血沉管倾斜，红细胞沿一侧管壁下降，血浆沿另一侧管壁上升，受到的阻力减少，血沉可以大大加快。血沉管内如有蛋白质等黏附管壁，将使血沉减慢。血沉管须经水、丙酮清洁干燥后才可使用，不主张用重铬酸盐清洁液和去污剂清洗。

第七章

脑脊液检验

第一节　脑脊液标本的采集与处理

　　脑脊液是存在于脑室和蛛网膜下腔内的一种无色透明的液体,70%为脑室脉络丛主动分泌和超滤所形成的液体,30%由大脑和脊髓细胞间隙所产生。生理情况下,正常成人脑脊液总量为 120～180 mL(平均 150 mL)。

一、脑脊液生理作用

　　(1)缓冲、减轻或消除外力对脑组织和脊髓的损伤。

　　(2)调节颅内压。

　　(3)供给中枢神经系统营养物质,并运走代谢产物。

　　(4)调节神经系统碱贮量,维持脑脊液 pH 在 7.31～7.34。

　　(5)转运生物胺类物质,参与神经内分泌调节。

二、脑脊液检验的适应证和禁忌证

　　脑脊液检验需要进行腰椎穿刺采集标本,必要时行小脑延髓池和脑室穿刺。脑脊液穿刺的时机与疾病有关,化脓性脑膜炎于发病后 1～2 天、病毒性脑膜炎于发病后 3～5 天、结核性脑膜炎于发病后 1～3 周、疱疹性脑膜炎于流行性感冒前驱症状期开始后 5～7 天穿刺采集标本。由于脑脊液标本采集有一定的创伤性,因此,临床应用中必须要严格掌握其适应证和禁忌证。脑脊液检验的适应证和禁忌证见表 7-1。

三、标本采集与处理

　　腰椎穿刺成功后,立即测定脑脊液压力,然后留取脑脊液标本于 3 个无菌试管中,每个试管 1～2 mL。第 1 管做病原生物学检验,第 2 管做化学和免疫学检验,第3管做理学和细胞学检验。标本采集后应立即送检,并于1小时内检验完毕。因为标本放置过久,可造成细胞破坏、葡萄糖等物质分解、细菌溶解等,影响检验结果。脑脊液标本应尽量避免凝固和混入血液。若混入血液应注明,进行细胞计数时应进行校正。

表 7-1 脑脊液检验的适应证和禁忌证

适应证	禁忌证
有脑膜刺激征者	颅内高压者
可疑颅内出血者、脑膜白血病和肿瘤颅内转移者	颅后窝占位性病变者
原因不明的剧烈头痛、昏迷、抽搐或瘫痪者	处于休克、全身衰竭状态者
脱髓鞘疾病者	穿刺局部有化脓性感染者
中枢神经系统疾病椎管内给药治疗、麻醉和椎管造影者	

第二节　脑脊液理学检验

一、颜色

肉眼观察脑脊液颜色变化,分别以无色、乳白色、红色、棕色或黑色、绿色等描述。正常脑脊液无色透明,新生儿胆红素较多可呈黄色。当中枢神经系统有炎症、损伤、肿瘤或梗阻时,破坏了血-脑屏障,使脑脊液成分发生改变,导致其颜色发生变化。脑脊液的颜色变化原因及意义见表7-2;脑脊液新鲜出血与陈旧性出血的鉴别见表7-3;脑脊液呈黄色称为黄变症,其原因及临床意义见表7-4。

表 7-2 脑脊液常见的颜色变化原因及临床意义

颜色	原因	临床意义
无色		正常脑脊液、病毒性脑炎、轻型结核性脑膜炎、脊髓灰质炎、神经梅毒
红色	出血	穿刺损伤出血、蛛网膜下腔出血或脑室出血
黄色	黄变症	出血、黄疸、淤滞和梗阻,黄色素、胡萝卜素、黑色素、胆色素增高
乳白色	白细胞增多	脑膜炎奈瑟菌、肺炎链球菌、溶血性链球菌引起的化脓性脑膜炎
淡绿色	脓性分泌物增多	铜绿假单胞菌性脑膜炎、急性肺炎链球菌性脑膜炎
褐色或黑色	色素增多	脑膜黑色素肉瘤、黑色素瘤

表 7-3　脑脊液新鲜性出血与陈旧性出血的鉴别

项目	新鲜性出血	陈旧性出血
外观	浑浊	清晰、透明
易凝性	易凝	不易凝
离心后上清液	无色、透明	红色、黄褐色或柠檬色
红细胞形态	无变化	皱缩
上清液 OB 试验	多为阴性	阳性
白细胞计数	不增高	继发性或反应性增高

表 7-4　脑脊液黄变症的原因及临床意义

黄变症	原因	临床意义
出血性	红细胞破坏，胆红素增加	陈旧性蛛网膜下腔出血或脑出血
黄疸性	胆红素增高	黄疸型肝炎、肝硬化、钩端螺旋体病、胆管梗阻、新生儿溶血症
淤滞性	红细胞渗出，胆红素增高	颅内静脉、脑脊液循环淤滞
梗阻性	蛋白质含量显著增高	髓外肿瘤等所致的椎管梗阻

二、透明度

肉眼观察脑脊液透明度变化，分别以"清晰透明""微浑""浑浊"等描述。正常脑脊液清晰透明。脑脊液的透明度与其所含的细胞数量和细菌多少有关，当脑脊液白细胞计数超过 $300 \times 10^6/L$ 时，可呈浑浊；脑脊液中蛋白质含量明显增高或含有大量细菌、真菌时，也可使脑脊液浑浊。结核性脑膜炎的脑脊液可呈毛玻璃样浑浊，化脓性脑膜炎的脑脊液呈脓性或块样浑浊，穿刺损伤性脑脊液可呈轻微的红色浑浊。

三、凝固性

正常脑脊液放置 12～24 小时后不会形成薄膜、凝块或沉淀。脑脊液形成凝块或薄膜与其所含的蛋白质，特别是与纤维蛋白原的含量有关，当脑脊液蛋白质含量超过 10 g/L 时，可出现薄膜、凝块或沉淀。化脓性脑膜炎的脑脊液在 1～2 小时内呈块状凝固；结核性脑膜炎的脑脊液在 12～24 小时内呈薄膜或纤细的凝块；神经梅毒的脑脊液可有小絮状凝块；蛛网膜下腔梗阻的脑脊液呈黄色胶样凝固。脑脊液同时存在胶样凝固、黄变症和蛋白质-细胞分离（蛋白质含量明显增高，细胞数量正常或轻度增高），称为 Froin-Nonne 综合征，这是蛛网膜下腔梗阻的脑脊液特点。

四、比重

脑脊液比重如下:①腰椎穿刺 1.006～1.008;②脑室穿刺 1.002～1.004;③小脑延髓池穿刺 1.004～1.008。

凡是脑脊液中的细胞数量增加和蛋白质含量增高的疾病,其比重均增高。常见于中枢神经系统感染、神经系统寄生虫病、脑血管病、脑肿瘤、脑出血、脑退行性变和神经梅毒等。

第三节　脑脊液显微镜检验

一、细胞计数与分类计数

(一)检测原理

(1)清亮或微浑的脑脊液标本,可以直接计数细胞总数,或稀释后再直接计数,将结果乘以稀释倍数。

(2)可采用直接计数法计数白细胞,或稀释后再直接计数,将结果乘以稀释倍数。

(3)白细胞直接计数后,在高倍镜下根据白细胞形态特征进行分类计数。也可采用瑞氏染色后,在油镜下分类计数。

(二)方法学评价

细胞总数计数和分类计数常用显微镜计数法。白细胞直接分类法简单、快速,但准确性差,尤其是陈旧性标本,细胞变形,分类困难,误差较大。涂片染色分类法细胞分类详细,结果准确可靠,尤其是可以发现异常细胞如肿瘤细胞,故推荐使用此法。该法不足之处是操作较复杂,费时。

脑脊液细胞收集有几种方法,离心涂片法常影响细胞形态及分类。目前,玻片离心沉淀法和细胞室沉淀法已用于脑脊液细胞的浓缩和收集,其优点是收集的细胞形态完整(尤其是细胞室沉淀法),分类效果好。另外,玻片离心沉淀法阳性率高。

血细胞分析仪法可用于进行脑脊液细胞计数和白细胞分类,此法简单、快速,可以自动化。但病理性、陈旧性标本中的组织、细胞的碎片和残骸及细胞变形等都可以影响细胞分类和计数,故重复性、可靠性有待进一步探讨。另外,蛋白质含量高,尤其有凝块的脑脊液标本容易使仪器发生堵孔现象,故不推荐使用。

(三)质量控制

1.细胞计数

(1)标本采集后应在 1 小时内进行细胞计数。标本放置过久,细胞可能凝集成团或被破坏,影响计数结果。

(2)标本必须混匀后方可进行检查,否则会影响计数结果。

2.校正与鉴别

(1)因穿刺损伤血管,出现血性脑脊液,白细胞计数结果必须校正,以消除因出血带来的白细胞。

(2)细胞计数时,应注意红细胞、白细胞与新生隐球菌的鉴别。新生隐球菌不溶于乙酸,加优质墨汁后可见未染色的荚膜;白细胞也不溶于乙酸,加酸后细胞核和细胞质更加明显;红细胞加酸后溶解。

3.检查方法

白细胞直接计数法的试管与吸管中的冰乙酸要尽量去尽,否则可使结果偏低。若标本陈旧、细胞变形,白细胞直接分类法误差大,可采用涂片染色分类法分类计数。

4.染色固定

涂片染色分类计数时,离心速度不能太快,否则会影响细胞形态,可采用玻片离心法、沉淀室法收集细胞。涂片固定时间不能太长,更不能高温固定,以免使细胞皱缩,影响检验结果。

(四)参考值

(1)无红细胞。

(2)白细胞极少,成人为 $(0\sim8)\times10^6/L$,儿童为 $(0\sim15)\times10^6/L$,主要为单个核细胞,淋巴细胞与单核细胞之比为 7∶3。

(五)临床意义

脑脊液白细胞达 $(10\sim50)\times10^6/L$ 为轻度增高,$(50\sim100)\times10^6/L$ 为中度增高,$>200\times10^6/L$ 为显著增高。脑脊液中血细胞增高的程度及临床意义见表 7-5。

表 7-5　脑脊液血细胞增高的临床意义

增高程度	细胞	临床意义
显著	中性粒细胞	化脓性脑膜炎
	红细胞	蛛网膜下腔出血或脑出血、穿刺损伤
轻度或中度	早期中性粒细胞、后期淋巴细胞	结核性脑膜炎,且有中性粒细胞、淋巴细胞、浆细胞同时存在的现象
	嗜酸性粒细胞	寄生虫感染
正常或轻度	淋巴细胞	浆液性脑膜炎、病毒性脑膜炎、脑水肿

二、细胞学检查

近年来,常采用玻片离心法、沉淀室法、微孔薄膜筛滤法、纤维蛋白网细胞捕获法等收集细胞,并进行染色。

常用的染色方法有 May-Grunwald-Giemsa 染色法、PAS 染色法、过氧化酶染色法、脂类染色法、硝基四氮唑蓝染色法和吖啶橙荧光染色法等,重点检查脑脊液腔壁细胞、肿瘤细胞和污染细胞(表 7-6)。

表 7-6　脑脊液细胞学检查及临床意义

细胞	细胞类型	临床意义
腔壁细胞	脉络丛室管膜细胞	脑积水、脑室穿刺、气脑、脑室造影或椎管内给药
	蛛网膜细胞	气脑、脑室造影或腰椎穿刺后,多为蛛网膜机械性损伤所致
肿瘤细胞	恶性细胞	原发性肿瘤、转移性肿瘤、白血病和淋巴瘤
污染细胞	骨髓细胞	穿刺损伤将其带入脑脊液中所致
	红细胞	穿刺损伤脊膜血管所致

第四节　脑脊液化学与免疫学检验

一、酸碱度

正常脑脊液 pH 为 7.31～7.34,且相对稳定。中枢神经系统炎症时,脑脊液 pH 低于正常;化脓性脑膜炎时,脑脊液的 pH 明显减低。在测定脑脊液的 pH 的同时测定脑脊液中乳酸含量,对判断病情变化更有参考价值。

二、蛋白质

(一)检测原理

脑脊液蛋白质的检验有定性和定量两种方法,并可根据需要计算蛋白商(球蛋白/清蛋白)和脑脊液清蛋白指数(R_{alb})[脑脊液清蛋白(g/L)/血清蛋白(g/L)]。

1.定性法

(1)潘氏试验:脑脊液中的蛋白质与苯酚结合形成不溶性蛋白盐而出现白色浑浊或沉淀。

(2)硫酸铵试验:包括 Ross-Jone 试验和 Nonne-Apelt 试验。饱和硫酸铵能沉淀球蛋白,出现白色浑浊或沉淀。若球蛋白增多则 Ross-Jone 试验阳性;Nonne-Apelt 试验可检测球蛋白和清蛋白。

(3)Lee-Vinson 试验:磺基水杨酸和氯化汞均能沉淀脑脊液蛋白质,根据沉淀物的比例不同,可鉴别化脓性和结核性脑膜炎。

2.定量法

利用比浊法、染料结合比色法和免疫学方法检测脑脊液蛋白质含量。常用的方法为磺基水杨酸-硫酸钠比浊法。

(二)方法学评价

脑脊液蛋白质检验方法较多,不同的方法由于所选用的试剂、条件不同,其灵敏度和特异性也不相同。其方法学评价见表 7-7。

表 7-7 脑脊液蛋白质检验的方法学评价

分类	方法	优点	缺点
定性法	Pandy 试验	操作简单、标本量少、易于观察,灵敏度高	假阳性率高
	Ross-Jone 试验	检测球蛋白,特异性高	灵敏度低
	Nonne-Apelt 试验	检测球蛋白和清蛋白,特异性高	操作频繁
	Lee-Vinson 试验		操作频繁、特异性低
定量法	比浊法	操作简单、快速,无须特殊仪器	标本用量大、重复性差、影响因素多
	染料结合比色法	操作快速、灵敏度高、标本用量少、重复性好	要求高、线性范围窄
	免疫学方法	标本用量少	对比剂要求高

(三)质量控制

(1)因穿刺出血,脑脊液可有血液蛋白质混入,可出现假阳性。

(2)试验中所用试管和滴管需十分洁净,否则易出现假阳性。

(3)苯酚不纯可引起假阳性;室温低于 10 ℃、苯酚饱和度减低可引起假阴性。

(4)人工配制含球蛋白的溶液进行阳性对照,可在正常脑脊液或配制与正常脑脊液基本成分相似的基础液中加不同量的球蛋白。

(四)参考值

定性:阴性(或弱阳性)。定量:①腰椎穿刺 0.20～0.40 g/L;②小脑延髓池穿刺 0.10～0.25 g/L;③脑室穿刺 0.05～0.15 g/L;④蛋白商 0.4～0.8;⑤R_{alb} 为 $7×10^{-3}$。

(五)临床意义

脑脊液蛋白质含量增高是血-脑屏障功能障碍的标志。由于脑脊液清蛋白只来自血清,因此,R_{alb} 更能反映血-脑屏障完整性。脑脊液蛋白质含量增高可见于中枢神经系统的感染、梗阻和出血等多种疾病,其常见的原因见表 7-8。导致血-脑屏障功能障碍的原因见表 7-9。

表 7-8　脑脊液蛋白质含量增高常见的原因

原因	临床意义
感染	以化脓性、结核性脑膜炎脑脊液蛋白质含量增高最明显,病毒性脑膜炎则轻度增高
神经根病变	常见于急性感染性多发性神经根神经炎,有蛋白质-细胞分离的现象
梗阻	脊髓肿瘤、肉芽肿、硬膜外脓肿造成的椎管部分或完全梗阻,可有脑脊液自凝现象
出血	脑血管畸形、高血压病、脑动脉硬化症以及全身性出血性疾病等
其他	肺炎、尿毒症等出现中枢神经系统症状时,脑脊液蛋白质含量也可增高

表 7-9　导致血-脑屏障功能障碍的原因

血-脑屏障功能障碍的程度	可能的原因
轻度(R_{alb} $10×10^{-3}$)	多发性硬化、慢性人类免疫缺陷病毒性脑炎、带状疱疹神经节炎、酒精性多发神经病、肌萎缩性侧索硬化
中度(R_{alb} $20×10^{-3}$)	多病毒性脑炎、机会致病菌性脑膜脑炎、糖尿病性多发神经病、脑梗死、皮质萎缩
重度(R_{alb} $>20×10^{-3}$)	吉兰-巴雷综合征、单纯疱疹病毒性脑炎、结核性脑膜炎、化脓性脑膜炎

蛋白商反映了脑脊液球蛋白与清蛋白的比例变化。

1.蛋白商增高

提示脑脊液球蛋白含量增高,见于多发性硬化症、神经梅毒、脑脊髓膜炎及亚急性硬化性全脑炎等。

2.蛋白商减低

提示脑脊液清蛋白含量增高,见于化脓性脑膜炎急性期、脑肿瘤及脊髓压迫症等。

三、葡萄糖

(一)检测原理

脑脊液葡萄糖含量为血糖的 $50\%\sim80\%$(平均 60%),其高低与血糖浓度、血-脑屏障的通透性、葡萄糖的酵解程度有关。脑脊液葡萄糖检验多采用葡萄糖氧化酶法和己糖激酶定量法。

(二)参考值

(1)腰椎穿刺:$2.5\sim4.4$ mmol/L。

(2)小脑延髓池穿刺:$2.8\sim4.2$ mmol/L。

(3)脑室穿刺:$3.0\sim4.4$ mmol/L。

(三)临床意义

1.葡萄糖含量减低

(1)细菌性脑膜炎和真菌性脑膜炎,以化脓性脑膜炎早期减低最明显。

(2)脑寄生虫病。

(3)脑肿瘤。

(4)神经梅毒。

(5)低血糖昏迷、胰岛素过量所致的低血糖状态。

2.葡萄糖含量增高

(1)新生儿及早产儿。

(2)糖尿病或静脉注射葡萄糖。

(3)脑或蛛网膜下腔出血所致的血性脑脊液。

(4)病毒性脑膜炎或脑炎。

(5)急性颅脑外伤、中毒、缺氧、脑出血等所致下丘脑损伤。

四、氯化物

(一)检测原理

由于脑脊液中蛋白质含量较少,为了维持脑脊液和血浆渗透压的平衡(唐南平衡),氯化物含量为血浆的 1.2～1.3 倍。氯化物定量检验方法与血清氯化物检验方法相同,测定方法有硝酸汞滴定法、电量分析法、离子选择性电极法和硫氰酸汞比色法。临床常用电极法。

(二)方法学评价

几种脑脊液氯化物检测的方法学评价见表 7-10。

表 7-10　脑脊液氯化物检测的方法学评价

方法	优点	缺点
硝酸汞滴定法	操作简便、应用广泛、不需要特殊仪器	影响因素多、准确度差、效率低,多被电极法和电量分析法取代
硫氰酸汞比色法	准确度、精密度良好	不适合体液标本检测
电量分析法	精密度和准确度高,为参考方法	
电极法	准确度和精确度良好,为常规方法	需要专用仪器

(三)参考值

(1)成人:120～130 mmol/L。

(2)婴儿:110～130 mmol/L。

(3)儿童:111～123 mmol/L。

(四)临床意义

1.氯化物含量减低

(1)细菌或真菌感染,特别是化脓性、结核性和隐球菌性脑膜炎的急性期、慢性感染的急性发作期。

(2)细菌性脑膜炎的后期,由于脑膜有明显的炎症浸润或粘连,局部有氯化物附着,使脑脊液氯化物减低。

(3)呕吐、肾上腺皮质功能减退时,由于血氯减低,使脑脊液氯化物含量亦减低。

2.氯化物含量增高

主要见于尿毒症、肾炎、心力衰竭、病毒性脑膜炎或脑炎。

五、酶学

脑脊液中含有多种酶,如乳酸脱氢酶(lactate dehydrogenase,LDH)、肌酸激酶(creatine kinase,CK)、天冬氨酸氨基转移酶(aspartate transaminase,AST)、腺苷脱氨酶(adenosine deaminase,ADA)、溶菌酶(lysozyme,LYS)等。正常情况下血清酶不能透过血-脑屏障,因此脑脊液中各种酶的含量远低于血清中的含量。血-脑屏障通透性增高、各种原因引起的脑组织损伤、脑肿瘤、颅内压增高等均可导致脑脊液各种酶含量增高。脑脊液酶学检查及其增高的临床意义见表7-11。

表 7-11　脑脊液酶学检查及其增高的临床意义

酶学指标	参考值	临床意义
CK(U/L)	0.5～2.0	①中枢神经系统感染,以化脓性脑膜炎最明显;②脑出血、蛛网膜下腔出血;③进行性脑积水、脱髓鞘病、继发性癫痫
LYS(mg/L)	无或含量甚微	①细菌性脑膜炎,以结核性脑膜炎增高最明显;②脑肿瘤
LDH(U/L)	成人<40,新生儿<70,LDH/血清 LDH<0.1	①脑组织损伤、感染;②细菌性脑膜炎
AST(U/L)	<20	脑血管病、脑萎缩、中毒性脑病、中枢神经系统转移癌
ADA(U/L)	0～8	结核性脑膜炎(可作为诊断和鉴别诊断结核性脑膜炎的指标)

六、蛋白电泳

脑脊液中蛋白质的特点如下:①有较多的前清蛋白。②β球蛋白较多,且高于血清,而γ球蛋白仅为血清的50%。③清蛋白主要来自血清。

(一)方法学评价

脑脊液蛋白质电泳通常用醋酸纤维薄膜或琼脂糖凝胶作为载体,标准电泳条件同血清蛋白电泳。若采用等电聚焦电泳可提高电泳图谱的分辨率。由于脑脊液中蛋白质含量少,因此在电泳前须将脑脊液标本在高分子聚乙二醇或右旋糖酐透析液中浓缩。近年来,应用高效毛细管电泳法进行脑脊液蛋白质电泳分析可进一步提高分辨率且脑脊液标本无须浓缩。

(二)参考值

前清蛋白 3%～6%,清蛋白 50%～70%,α_1 球蛋白 4%～6%,α_2 球蛋白 4%～9%,β 球蛋白 7%～13%,γ 球蛋白 7%～8%。

(三)临床意义

脑脊液蛋白质电泳的变化及临床意义见表7-12。

表 7-12　脑脊液蛋白质电泳的变化及临床意义

指标增高	原　因	临床意义
前清蛋白	脑细胞退行性病变	脑萎缩、脑积水和中枢神经系统变性疾病等
清蛋白	脑组织供血不足或脑血管通透性增高	脑血管病变、椎管梗阻等
α 球蛋白	炎症损伤或占位性病变	急性化脓性脑膜炎、结核性脑膜炎、脑膜肿瘤浸润、脑肿瘤转移
β 球蛋白	脂肪代谢障碍或脑组织萎缩	动脉硬化、脑血栓、脑组织萎缩退行性变者
γ 球蛋白	免疫、占位性病变或暂时性脑功能失调	脱髓鞘病(多发性硬化症、视神经脊髓炎)、中枢神经系统的肿瘤和感染

七、免疫球蛋白

免疫球蛋白的测定方法有免疫扩散法、免疫电泳法、免疫散射比浊法。经典的凝胶沉淀试验操作烦琐、灵敏度低,耗时长且不能自动化操作。免疫比浊测定法具有灵敏、快速且能自动化检测的优点。脑脊液中能测定到的免疫球蛋白有 IgG(10～40 mg/L)、IgM(0～0.22 mg/L)和 IgA(0～6 mg/L)。正常脑脊液免疫球蛋白含量极少,主要为 IgG。免疫球蛋白变化的临床意义见表 7-13。

表 7-13　脑脊液免疫球蛋白变化的临床意义

免疫球蛋白	临床意义
IgG 增高	多见于细菌性脑膜炎、亚急性硬化性全脑炎、多发性硬化症、急性感染性多发神经根神经炎,且结合性脑膜炎 IgG 增高较化脓性明显
IgG 减低	癫痫、放射性损伤和服用类固醇药物等
IgM 增高	多见于化脓性脑膜炎,也多见于多发性硬化症、肿瘤和血管通透性改变等。IgM 明显增高可排除病毒性感染
IgA 增高	多见于化脓性脑膜炎、结核性脑膜炎和病毒性脑膜炎等
IgE 增高	脑寄生虫病

八、其他检查

(一)淋巴细胞亚群

正常脑脊液细胞总数为(0～10)×10^6/L,多为淋巴细胞。中枢神经系统有感染时,T 细胞数量减少,提示细胞免疫功能减低;患自身免疫性疾病如多发性硬化症时,辅助性 T 细胞及 B 细胞的绝对值均增高。

(二)抗结核抗体

酶联免疫吸附测定是目前检查脑脊液中抗结核抗体最为简便、最为敏感的方法。脑脊液中抗结核抗体水平高于患者自身血清,对结核性脑膜炎的诊断及鉴别诊断有参考价值。

(三)髓鞘碱性蛋白

髓鞘碱性蛋白是反映神经细胞有无实质性损伤的灵敏指标。正常脑脊液髓鞘碱性蛋白<4 μg/L。90%以上的多发性硬化症的急性期表现为髓鞘碱性蛋白明显增高,50%的慢性活动者髓鞘碱性蛋白增高,非活动者髓鞘碱性蛋白不增高。因此,髓鞘碱性蛋白是多发性硬化症病情活动的指标。髓鞘碱性蛋白增高也可见于神经梅毒、脑血管病、颅脑外伤等。

(四)谷氨酰胺

脑脊液中谷氨酰胺含量可以反映脑组织中氨的含量,正常为 0.4～0.96 mmol/L,主要用于肝性脑病的诊断。正常脑脊液中氨含量大约是动脉血中氨含量的 1/3,谷氨酰胺含量为 0.4～0.96 mmol/L,晚期肝硬化患者脑脊液中谷氨酰胺含量明显增高,肝性脑病患者脑脊液中谷氨酰胺含量可高达 3.4 mmol/L 以上。

(五)乳酸

正常脑脊液乳酸为 1.0～2.9 mmol/L。增高可见于脑组织缺血、缺氧,出血性脑病,化脓性脑膜炎及过度换气。

第五节　脑脊液病原生物学检验

一、细菌学检查

(一)显微镜检查

脑脊液涂片革兰氏染色或碱性亚甲蓝染色检查致病菌。革兰氏染色用于检查肺炎链球菌、流感嗜血杆菌、金黄色葡萄球菌、铜绿假单胞菌、大肠埃希菌等;碱性亚甲蓝染色用于检查脑膜炎奈瑟菌。显微镜检查对化脓性脑膜炎诊断的阳

性率为 $60\%\sim90\%$。如果怀疑为结核性脑膜炎,可采用抗酸染色,油镜下寻找抗酸杆菌。新生隐球菌检查常采用印度墨汁染色法,若呈假阳性,可采用苯胺墨染色法。

(二)细菌培养

主要适用于脑膜炎奈瑟菌、肺炎链球菌、金黄色葡萄球菌、大肠埃希菌、流感嗜血杆菌等。同时,也要注意厌氧菌、真菌的培养。

(三)酶联免疫吸附测定

检测结核分枝杆菌抗体:结核分枝杆菌感染时,可产生特异性的抗结核抗体,可采用最简便、灵敏度高的酶联免疫吸附测定检测此抗体。如果脑脊液中抗结核抗体水平高于血清,这对结核性脑膜炎的诊断及鉴别诊断具有特殊价值。

二、寄生虫检查

(一)脑脊液涂片检查

可发现血吸虫卵、肺吸虫卵、弓形虫、阿米巴滋养体等。

(二)脑囊虫检查

脑囊虫补体结合试验诊断脑囊虫的阳性率可达 88%;致敏乳胶颗粒玻片凝集试验诊断脑囊虫的符合率为 90%;酶联免疫吸附测定对诊断脑囊虫病具有高度的特异性。

(三)梅毒螺旋体检查

神经梅毒的诊断首选灵敏度、特异性均很高的螺旋体荧光抗体吸收试验;其次选用性病研究实验室玻片试验,其灵敏度为 $50\%\sim60\%$,特异性为 90%。现多使用快速血清反应素试验进行筛检,梅毒螺旋体微粒凝集试验作为梅毒确诊试验。

第八章

浆膜腔积液检验

第一节　浆膜腔积液标本采集与处理

一、采集

积液标本一般由临床医师行无菌穿刺术采集。最好留取中段液体于消毒容器如试管或消毒瓶内，记录液量。不得使用消毒剂。

积液采集后分装于 3 个无菌试管中：第 1 管做微生物学检查及一般性状检查；第 2 管用肝素抗凝（每毫升关节液用 25 U 肝素），做细胞学及化学检查；第 3 管不加抗凝剂，以观察有无凝固。

细菌学检查包括涂片染色镜检、细菌培养及药敏试验等，标本应从三通管或注射器中直接排入无菌容器里。积液常规及生化检验约留 2 mL，细胞学检查留 100～200 mL，厌氧菌培养留 1 mL，结核分枝杆菌检查约需 10 mL。细胞学检查可用适量的乙二胺四乙酸钾盐，生化检验可用普通肝素抗凝，而以观察凝固现象为目的的标本则不加任何抗凝剂。为避免漏检，确保病原体的检出，应尽量在应用抗菌药物使用前采集标本。床边接种可提高病原菌检出率。

二、保存

积液标本采集后应立即送检，以免标本出现凝块、细胞变性、细菌破坏自溶等。如不能及时送检，则应将其离心除去细胞后低温保存（4 ℃下可存 10 天）。

三、送检

申请单必须有唯一标识，注明患者姓名、性别、年龄、临床诊断、标本来源、采集时间、检验目的及抗生素使用情况等，以便检验时能选用相应培养基和适宜培养环境，有利于对检验结果综合评估。送检标本必须与检验申请单有相同的唯一标识。标本采集后室温下＞2 小时未送检可视为不合格标本。

第二节　浆膜腔积液理学检查

一、量

用量筒测定总量。正常胸膜腔中可有少量液体，一般＜1 mL，少数可达 1～20 mL；正常心包液＜50 mL，通常为 25～30 mL；正常人腹腔内有少量游离液体，通常≤200 mL。病理情况下，浆膜腔积液量随病情和部位不同而异，可由数毫升至上千毫升。

二、颜色

用肉眼观察积液的颜色。漏出液一般为淡黄色、黄色；渗出液可因病因不同呈现不同的颜色，如深黄色、红色、乳白色等。

当浆膜腔积液为血性时，应首先考虑外伤；如长期出现血性和乳酸脱氢酶增加，则肿瘤可能性增大，因肿瘤产生血管活性物质，使毛细血管扩张，红细胞渗出，而易有血性胸腔积液，同时也要考虑结核病；白色积液有可能是乳糜、胆固醇或积脓引起，如乳糜性积液，加入苏丹Ⅲ乙醇溶液后可呈红色（乳糜试验阳性），凭此可与假性乳糜区别；棕色或巧克力色积液常见于阿米巴脓肿穿入浆膜腔；黑色积液提示曲霉感染；绿色见于铜绿假单胞菌感染；黄绿色或含"碎屑"样物质的积液见于类风湿疾病。

三、透明度

用肉眼观察积液的透明度。漏出液多清晰或微浊；渗出液多混浊，因其含有大量的细胞、蛋白及细菌等。

黏稠样积液提示恶性间皮瘤，其黏稠度高主要是因透明质酸含量增加所致；带恶臭气味的积液提示厌氧菌感染；食管破裂时，积液中可出现食物颗粒；脓样标本常是细菌感染，积液中存在大量白细胞所致；乳糜样则源于胸淋巴管阻塞或乳糜池受压迫，如外伤、结核、丝虫病、肿瘤等。渗出物长期滞留体腔导致细胞破坏也可引起乳糜样积液，见于结核病和风湿病。浑浊液多提示感染；含胆汁腹水见于胰腺、胆道疾患或新近进行过胆道手术；清亮的草黄色腹水多表明肝实质病变。

四、凝固性

用肉眼观察积液的凝固性。漏出液一般不凝固;渗出液因含大量蛋白质(纤维蛋白原)、细胞和组织碎解物可以凝固。但如渗出液中含有纤维蛋白溶解酶时,可将已形成的纤维蛋白溶解,则可无凝固或无凝块。

五、比重

用比重计或折射仪测定比重。前者标本用量多,后者用量少(数滴)。比重高低主要取决于蛋白质含量,漏出液比重一般低于1.015,而渗出液一般高于1.018。有学者提出计算浆膜腔积液比重与蛋白质关系的公式:积液蛋白质含量(g/L)=(15 ℃时比重 1.007)×3 430。

第三节　浆膜腔积液化学检查

一、黏蛋白定性试验

黏蛋白定性试验即利凡他试验。

(一)原理

浆液黏蛋白为酸性糖蛋白,等电点为 3~5,在大量稀醋酸中可出现白色沉淀。

(二)器材和试剂

100 mL 量筒,黑色硬塑料板,冰醋酸。

(三)操作

取 1 只 100 mL 量筒,先加入冰醋酸 2 滴,再加入蒸馏水 100 mL,混匀后,加待检标本 1~2 滴,在黑色背景(硬塑料板)下观察白色云雾状沉淀的发生及下降速度。

(四)结果判断

阴性,不出现白色云雾状沉淀或白色云雾状沉淀半途消失者;阳性,白色云雾状沉淀下降超过一半者。根据混浊程度及下降速度报告:(),清晰不呈云雾状;(±),渐呈白雾状;(＋)呈白雾状;(＋＋),白薄云状;(＋＋＋),白浓云状;(＋＋＋＋),白色块状沉淀。

(五)临床意义

浆膜上皮细胞在炎性反应的刺激下分泌黏蛋白量增加,漏出液为阴性,渗出液为阳性。

(六)方法学评价

漏出液长期吸收蛋白浓缩后,有时也呈阳性,故本试验不能单独鉴别积液性质。目前,多采用浆膜腔蛋白定量测定法评价积液蛋白量。

二、总蛋白质测定

积液总蛋白是积液中各种蛋白质总和。测定方法有折射率法、紫外分光光度法、磺基水杨酸比浊法、染料结合法和比色法,如酚试剂法和双缩脲法等。多用双缩脲法,特异性、精密度较高,线性范围合适。

(一)测定值

漏出液<25 g/L;渗出液>30 g/L。

(二)临床意义

总蛋白是鉴别渗出液和漏出液最有价值的试验之一。一般认为,渗出液蛋白质>30 g/L,漏出液<25 g/L;如蛋白质在25～30 g/L,则难以判明性质,需进一步检验。

(三)方法学评价

1.干扰因素

血红蛋白、胆红素及脂肪对测定有干扰;血红蛋白 1.0 g/L 可致蛋白增加 1.8 g/L,胆红素 524 μmol/L 致蛋白增加 2.0 g/L。故溶血、黄疸及乳糜标本均应同时设标本空白管:待测标本 0.1 mL,加双缩脲空白试剂 5.0 mL,以去离子水调零,测定其吸光度;校正吸光度值＝测定管吸光度值－标本空白管吸光度值。

2.试剂

单试剂法不能排除标本中溶血、黄疸和脂浊对颜色的干扰;采用双试剂法,因试剂稳定,故能提高测定结果的精密度。

3.右旋糖酐

右旋糖酐能与试剂中铜和酒石酸结合形成沉淀,致检测结果偏高。

三、葡萄糖测定

测定方法与测定血清葡萄糖相同。

(一)测定值

漏出液葡萄糖含量近于血清,渗出液葡萄糖含量低于血清。

(二)临床意义

积液葡萄糖含量减低,或积液/血清葡萄糖比值<0.5,一般见于下列情况。

(1)葡萄糖从血液转移到积液的量下降,见于风湿性积液、恶性肿瘤性积液。

(2)积液中性粒细胞、细菌、肿瘤细胞利用葡萄糖增加,故当积液葡萄糖含量低于血清的 50% 时,可认为有细菌感染。

(3)结核性、狼疮性和恶性肿瘤性积液葡萄糖含量也可减低(一般在 300～550 mg/L 之间);风湿性或化脓性积液葡萄糖含量最低,有时甚至不能测得。

(三)方法学评价

1.标本采集

应尽快分离上层清液,因标本中细胞、细菌等仍可利用葡萄糖,而导致测定结果下降。

2.检测方法

己糖激酶法特异性更好,是测定葡萄糖的参考方法。葡萄糖氧化酶-过氧化物酶法特异性较好,试剂价廉。

(1)本法可受还原性物质如尿酸、胆红素、维生素 C、谷胱甘肽及还原性药物干扰而使测定结果偏低。如维生素 C 浓度为 568 μmol/L 时,测定结果偏低 1.3%～7.6%,超过 2 840 μmol/L 时,测定结果可为零;但标本含有胆红素 342 μmol/L、尿酸 2.95 mmol/L、半胱氨酸 4.13 mmol/L 时,并不影响测定结果。

(2)本法操作简便,线性范围至少达 22.2 mmol/L,批内变异系数为 0.7%～2.0%,批间为 2% 左右,日间为 2%～3%。

(3)本法对 β-D 葡萄糖具有高度特异性,新配制葡萄糖校准液主要是 α 型,故须放置 2 小时以上,最好过夜后应用。

第四节　浆膜腔积液有形成分检查

浆膜腔积液有形成分检查主要是检查细胞。

一、细胞计数

包括红细胞计数和白细胞计数,前者计数意义不大,但红细胞增多,排除外伤因素,多见于恶性肿瘤、肺梗死、结核或穿刺出血等。所有有核细胞(包括间皮细胞)均归于白细胞计数内。

(一)器材和试剂

1.手工法

红细胞稀释液与血液红细胞计数稀释液相同。血细胞计数板,滴棒,5 mL玻璃试管,计数器,记号笔,显微镜等。

2.仪器法

现代有些血液分析仪兼有体液细胞计数功能。

(二)手工法操作

(1)混匀标本,用滴棒直接滴入计数池,在镜下计数 10 个大方格内红、白细胞数总和,再换算成每升标本中的细胞数。

(2)如积液细胞较多,可计 1 个大格内的细胞数,乘以 10,即得每微升积液细胞数,再换算成每升积液细胞数。

(3)积液混浊或呈血性时,可用血红蛋白吸管吸取混匀标本 20 μL,加入含 0.38 mL 红细胞稀释液的小试管内,混匀后滴入计数池内,在显微镜低倍镜下计数 4 个大方格中的细胞总数,乘以 50,即为每微升积液细胞总数,再换算成每升积液细胞数。

(三)测定值

漏出液 $<0.1\times10^9$/L,渗出液 $>0.5\times10^9$/L。

(四)临床意义

漏出液中细胞较少。慢性渗出液、恶性积液和结核性积液细胞较多,常 $>5\times10^9$/L;如细胞 $>10\times10^9$/L,则表示有感染;如积液已化脓,则白细胞因部分破坏溶解,细胞总数可能比预期要低。

(五)方法学评价

标本采集后应立即计数,以免标本凝固或细胞溶解影响计数结果。如标本有部分凝固,则不能再做细胞计数。

二、细胞分类计数

基本方法同血细胞瑞氏染色白细胞分类法,临床意义如下。

(一)中性粒细胞

中性粒细胞增多常见于化脓性感染和早期结核性积液。

(二)淋巴细胞

当淋巴细胞占白细胞总数的 $58\% \sim 90\%$ 时,常为结核病变、淋巴瘤、肉样瘤、慢性风湿病或恶性积液。恶性积液的 T 细胞增多具有重要意义,它可产生、释放淋巴因子,对肿瘤抗原起免疫应答作用,还可激活巨噬细胞的抗肿瘤效应。如积液淋巴细胞、相对间皮细胞和肿瘤细胞占优势,则患者存活期较长。

(三)嗜酸性粒细胞

嗜酸性粒细胞增多见于血胸、气胸、变态反应、肺部感染、寄生虫病、真菌感染、药物变态反应、多次穿刺刺激和肿瘤等;如嗜酸性粒细胞>10%,提示为良性或自限性疾病。

(四)嗜碱性粒细胞

嗜碱性粒细胞如增多>10%(罕见),多由白血病浸润浆膜所致。

(五)间皮细胞

正常积液中可有少量间皮细胞。漏出液间皮细胞常占较大比例;渗出液间皮细胞如>5%,常为结核性积液。少量间皮细胞可见于浆膜腔广泛损伤或纤维化;间皮细胞增多可见于风湿性、慢性恶性积液及结核并发积脓。形态特点:生理情况下,间皮细胞直径为 $15 \sim 30~\mu m$;核大、位于中心或偏位,核仁 $1 \sim 3$ 个,紫色圆形或椭圆形;胞质丰富,呈淡蓝色,含有少量空泡;在渗出液中,因各种原因呈现异形变或退行性变,形态可很不规则。

(六)浆细胞、吞噬细胞

如量少,则无诊断意义,但较多吞噬细胞应考虑结核病可能。大量浆细胞样细胞提示多发性骨髓瘤浸润浆膜。

(七)组织细胞

积液中出现大量中性粒细胞,同时常伴有组织细胞。

（八）狼疮细胞

狼疮细胞偶见于系统性红斑狼疮患者的积液中。

（九）异常细胞

如见多量形态不规则、体积大、核大、核仁大、胞质染色深、单个或多个成堆细胞出现，应疑为肿瘤细胞，需做进一步细胞学检查。

第五节　浆膜腔积液特殊检验

积液特殊检验技术包括（生物或免疫）化学、病原生物学和细胞学检查等，具体检验项目操作技术参见各相关检验专业的论述，以下主要列举积液检查特殊检验的项目、常用检验方法类别和临床意义。

一、化学检验技术

（一）总胆固醇

1.检验方法

氧化酶法。

2.临床意义

胆固醇大量增加（＞5.20 mmol/L），苏丹Ⅲ染色阴性，甘油三酯含量正常，为胆固醇性积液。可见于陈旧性结核性胸膜炎、肝硬化或类风湿关节炎。

（二）甘油三酯

1.检验方法

甘油磷酸氧化酶法。

2.临床意义

脂类测定对乳糜状积液的分类鉴别有重要意义。标本离心后仍呈乳状者需进行甘油三酯检验。乳糜胸患者甘油三酯含量＞11.0 mg/L，苏丹Ⅲ染色阳性，胆固醇含量不高，常见于纵隔恶性肿瘤、胸腔手术、结核、外伤等。甘油三酯＜5.0 mg/L，可排除乳糜胸；介于两者之间则为可疑。

(三)乳酸脱氢酶

1.检验方法

连续监测法。

2.临床意义

主要用于漏出液和渗出液、恶性与非恶性积液鉴别。渗出液乳酸脱氢酶活性明显增高(>200 U/L)、胸腔积液/血清乳酸脱氢酶>0.6;漏出液乳酸脱氢酶活性较低,胸腔积液/血清乳酸脱氢酶<0.6。积液乳酸脱氢酶活性增高超过血清乳酸脱氢酶活性时,有助于浆膜恶性肿瘤及肿瘤转移诊断。乳酸脱氢酶活性在患有化脓性胸膜炎时最高,癌性胸腔积液其次,结核性胸腔积液略高。

(四)腺苷脱氨酶

1.检验方法

比色法。

2.临床意义

腺苷脱氨酶主要存在于淋巴细胞内,T细胞中含量高于B细胞。患有结核性、风湿性疾病和积脓时,积液腺苷脱氨酶活性明显高于血清和其他积液的腺苷脱氨酶活性;而其他性质的积液如恶性肿瘤、狼疮性积液等,腺苷脱氨酶活性同血清基本相同。故腺苷脱氨酶在良、恶性难辨的渗出液鉴别诊断上有重要价值。腺苷脱氨酶活性高低顺序依次为结核性积液>癌性积液>非炎症性积液。积液腺苷脱氨酶活性50 U/L时,为区分结核性和恶性肿瘤性积液的界限,但不能区分结核性和风湿性、狼疮性积液。结核性胸膜炎时,细胞免疫被激活,胸腔积液中淋巴细胞增多,故积液中腺苷脱氨酶含量明显增多,是临床上诊断结核性胸膜炎的重要依据。腺苷脱氨酶诊断结核性渗出液的特异性和灵敏度优于活组织检查和细菌学方法。

需要强调的是,获得性免疫缺陷综合征合并结核性胸膜炎时,胸腔积液中腺苷脱氨酶常<40 U/L。

(五)淀粉酶

1.检验方法

连续监测法。

2.参考范围

同血清淀粉酶参考范围。

3.临床意义

积液淀粉酶活性增高见于急性胰腺炎、胰腺假性囊肿、肠道穿孔、食管穿孔以及异位妊娠破裂,此时,积液淀粉酶活性高于血清参考范围上限或积液/血清淀粉酶比值>1.0。胰腺炎伴有胸腔积液时,淀粉酶溢漏可使胸腔积液中该酶活性高于血清。部分患者胸痛、呼吸困难等症状比较明显,可掩盖腹部症状,此时胸腔积液中淀粉酶增高可能是胰腺病变的重要依据。另外,10%～14%的恶性胸腔积液中淀粉酶增高,而且原发病变常不在胰腺内,多见于原发性或转移性腺癌。食管破裂时,唾液腺分泌的淀粉酶直接进入胸腔,可致胸腔积液淀粉酶明显增高。

(六)铁蛋白

1.检验方法

荧光酶免疫技术。

2.临床意义

铁蛋白是体内贮存铁的标志,在许多肿瘤患者血清中发现 H 亚基铁蛋白,类似于胎儿组织中的铁蛋白,故铁蛋白在临床上除用于诊断贫血外,也可作为恶性肿瘤标志物。

研究表明,若以积液铁蛋白>500 μg/L 为界,铁蛋白诊断恶性积液灵敏度为 80%,特异性为 91%;若以>1 000 μg/L 为界,则灵敏度为 76%,特异性为 94%。

(七)C 反应蛋白

1.检验方法

散射免疫比浊法。

2.临床意义

C 反应蛋白是一种非常敏感的急性时相反应蛋白,具有激活补体和调理素作用,是一个较好的鉴别良恶性胸腔积液的指标,特别适用于诊断炎症性胸腔积液。

C 反应蛋白<10 mg/L 为漏出液,C 反应蛋白>10 mg/L 为渗出液,其灵敏度、特异性约为 80%。

(八)免疫球蛋白 G(IgG)和免疫球蛋白 A(IgA)

1.检验方法

散射免疫比浊法。

2.临床意义

积液 IgG(IgA)与血清 IgG(IgA)比值测定对鉴别渗出液和漏出液有意义。因免疫球蛋白分子量较大,一般不易漏出血管外,而渗出液是血管通透性增高形成的,所以渗出液免疫球蛋白增高。另外,渗出液中因局部免疫反应也可造成免疫球蛋白的增高。故若两个比值均数>0.5,则诊断为渗出液,反之为漏出液。应用此法鉴别渗出液和漏出液无假阳性,假阴性的概率为4.08%。

(九)补体 3(C3)和补体 4(C4)

1.检验方法

散射免疫比浊法。

2.参考范围

生理性浆膜腔液的 C3 为 0.83~1.77 g/L,C4 为 0.12~0.36 g/L。

3.临床意义

积液 C3、C4 减低时提示狼疮性或风湿性积液。

(十)β_2-微球蛋白

1.检验方法

免疫比浊法。

2.参考范围

同血清。

3.临床意义

结核性、风湿性、淋巴瘤积液中的 β_2-微球蛋白含量显著高于恶性肿瘤、系统性红斑狼疮积液,故有鉴别意义。

(十一)癌胚抗原

1.检验方法

免疫法。

2.临床意义

积液癌胚抗原>15 μg/L 或积液/血清癌胚抗原>1.0 时,常提示为恶性积液。恶性积液癌胚抗原增高较血清中出现得早且更显著,故可用作良、恶性积液鉴别诊断。研究显示:积液癌胚抗原增高见于78%腺癌、86%鳞状细胞癌、50%小细胞癌。癌胚抗原对恶性胸腔积液诊断灵敏度为 34%~69%,特异性为76%~95%。癌胚抗原与 CA50、糖类抗原 19-9 联合检测,以及癌胚抗原 mRNA检测均能够提高诊断灵敏度。在各型癌肿中,积液癌胚抗原测定对腺癌诊断价值最高,同时检测癌胚抗原和细胞 PAS 染色对腺癌和间皮瘤鉴别有一定价值:腺癌细胞 PAS 染色一般＋＋＋,癌胚抗原＞30 μg/L;间皮瘤细胞 PAS 染色阴性,癌胚抗原＜5 μg/L。

(十二)糖类抗原 19 9

1.检验方法

荧光酶免疫法。

2.参考范围

糖类抗原 19-9＜30 U/mL。

3.临床意义

胰腺癌、胆道系统癌、胃癌、结肠癌等患者糖类抗原 19-9 增多,其含量与肿瘤的分期有关,晚期患者糖类抗原 19-9 值更高。肝癌患者阳性率也较高。部分卵巢癌、乳腺癌糖类抗原 19-9 也可增高。

糖类抗原 19-9＞70 U/mL 可作为胰腺癌的诊断标准之一。黄疸亦可导致糖类抗原 19-9 增高,与糖类抗原 CA242 联合检测可资鉴别。糖类抗原 19-9 灵敏度较高,糖类抗原 CA242 特异性较好,两者结合可对导致阻塞性黄疸的良、恶性疾病进行鉴别。

(十三)糖类抗原 CA242

1.检验方法

酶联免疫吸附试验。

2.参考范围

糖类抗原 CA242＜17 U/mL。

3.临床意义

糖类抗原 CA242 诊断消化系统肿瘤的灵敏度低于糖类抗原 19-9,但特异性高于糖类抗原 19-9,且与胆汁淤积程度无关,故在对导致阻塞性黄疸的良性与恶性疾病鉴别方面优于糖类抗原 19-9。糖类抗原 CA242 增高诊断胰腺癌的阳性率为 86.2%,结肠癌及直肠癌的阳性率为 62%,胃癌的阳性率为 32%。消化道腺癌伴肝转移或远距离转移时,糖类抗原 CA242 含量显著增多。糖类抗原 CA242 受胆汁淤积影响不大,与糖类抗原 19-9 联合检测时可提高诊断特异性。

(十四)糖类抗原 50

1.检验方法

酶联免疫吸附试验。

2.参考范围

糖类抗原 50＜20 U/mL。

3.临床意义

与糖类抗原 19-9 相近,在胰腺癌、肝胆系统恶性肿瘤患者中的异常率分别为 85％ 和 80％,在胃癌、肺癌和卵巢癌中也有异常表达。

(十五)糖类抗原 125

1.检验方法

酶联免疫吸附试验。

2.参考范围

糖类抗原 125＜35 U/mL。

3.临床意义

主要用于卵巢上皮细胞恶性肿瘤患者的病程监测。在监测肿瘤复发、转移时,糖类抗原 125 的诊断准确性约为 75％。

(十六)糖类抗原 153

1.检验方法

酶联免疫吸附试验。

2.参考范围

糖类抗原 153＜28 U/mL。

3.临床意义

糖类抗原 153 作为乳腺癌早期诊断指标仍有一定局限性,目前主要用于乳腺癌疗效的监测和预后的评估。卵巢癌、胃癌患者糖类抗原 153 含量也可增高。

(十七)神经元特异性烯醇化酶

1.检验方法

酶联免疫吸附试验。

2.参考范围

神经元特异性烯醇化酶＜20 μg/L。

3.临床意义

小细胞肺癌是一种能分泌神经元特异性烯醇化酶的神经内分泌性肿瘤,检测神经元特异性烯醇化酶的水平,对小细胞肺癌的诊断、鉴别、病情监测和疗效评估均有重要价值。神经元特异性烯醇化酶也可用于神经母细胞瘤的诊断及监测病情、评价疗效和预报复发。

(十八)鳞状细胞癌抗原

1.检验方法

荧光酶免疫测定。

2.参考范围

鳞状细胞癌抗原<1.5 μg/L。

3.临床意义

鳞状细胞癌抗原是一种特异性较好的鳞状细胞癌标志物,但诊断灵敏度相对较低。宫颈鳞状细胞癌患者的鳞状细胞癌抗原含量增多,灵敏度为 73.4%,特异性为 96.1%;肺鳞状细胞癌患者中鳞状细胞癌抗原含量亦明显增多,且增多程度与病程相关。其他组织的鳞状细胞癌也可出现鳞状细胞癌抗原含量增多。

(十九)抗核抗体

1.检验方法

荧光免疫组化法。

2.参考范围

阴性或阳性<1:10。

3.临床意义

积液抗核抗体增高提示狼疮性积液,但不具诊断意义。虽经常见到同一种抗核抗体出现于不同的自身免疫性疾病,或一种自身免疫性疾病会有多种抗核抗体,但各种抗核抗体在各已知疾病中的分布和概率是不同的,故抗核抗体能用于这些疾病的诊断。

(二十)抗可提取核抗原抗体

1.检验方法

免疫印迹法。

2.参考范围

阴性。

3.临床意义

临床常用的抗可提取核抗原抗体主要包括抗 Sm 抗体、抗核糖核蛋白抗体、抗拓扑异构酶Ⅰ抗体、SS-A 抗体和 SS-B 抗体等。高效价的抗核糖核蛋白抗体为混合性结缔组织病的特征,阳性率为 95%~100%,且抗体效价与疾病的活动程度相关。抗核糖核蛋白抗体亦见于系统性红斑狼疮患者,但几乎均与抗 Sm 抗体同时出现。

抗 Sm 抗体可见于 1/3 或以上的系统性红斑狼疮患者,虽然阳性率不高,但不出现于其他疾病中,对系统性红斑狼疮诊断有特异性,与抗双链 DNA 抗体联合检测,对系统性红斑狼疮具有确诊价值。

(二十一)抗双链 DNA 抗体

1.检验方法

荧光免疫组化法、酶联免疫吸附测定及放射免疫法。

2.参考范围

根据方法和所用试剂不同而不同。

3.临床意义

抗 DNA 自身抗体可分为两类,即抗双链或天然 DNA 抗体和抗单链或变性抗双链抗体。抗双链 DNA 抗体对系统性红斑狼疮有特异性,且滴度较高。荧光免疫组化测定抗双链抗体对系统性红斑狼疮的诊断具有高度特异性。当有相关症状出现时,1:10 的效价就有意义。对疑系统性红斑狼疮患者的标本最好进行更敏感的酶联免疫吸附测定检测,但其特异性不高。

抗双链抗体仅见于系统性红斑狼疮,为重要诊断标准之一。因使用的检验方法和疾病活动程度不同,其阳性率为 60%～90%。如无症状者血清中此抗体阳性,有 85% 的人可能会在今后 5 年内发生系统性红斑狼疮。因抗体效价与疾病活动程度相关,故抗体效价的测定为疗效观察提供了可靠依据。

(二十二)抗组蛋白抗体

1.检验方法

荧光免疫组化法。

2.参考范围

阴性。

3.临床意义

抗组蛋白抗体的靶抗原是以组蛋白为基础的 DNA 相关蛋白。抗组蛋白抗体主要见于药物诱导的系统性红斑狼疮,还见于部分非药物诱导的红斑狼疮和类风湿关节炎患者。

(二十三)抗细胞胞质成分自身抗体

1.检验方法

荧光免疫组化法。

2.参考范围

阴性。

3.临床意义

这些抗体包括:抗线粒体抗体(可见于95%原发性胆汁性肝硬化患者中),抗核糖体抗体(见于系统性红斑狼疮),抗高尔基体抗体(偶见于系统性红斑狼疮及干燥综合征),抗溶酶体抗体(临床价值至今未明,有时可见于健康人中),抗组氨酸-tRNA合成酶抗体(见于多发性肌炎)等。如本试验阳性,需进一步用酶联免疫吸附测定法进行鉴定。

(二十四)细胞因子检测

1.白介素-6

(1)检验方法:酶联免疫吸附测定。

(2)参考范围:各检验室自建。

(3)临床意义:白介素-6是在炎症反应中具有重要作用的细胞因子。对女性患者来讲,积液白介素-6增高和循环中血小板计数增高提示卵巢癌。

2.可溶性白介素-2受体

(1)检验方法:酶联免疫吸附测定。

(2)参考范围:各检验室自建。

(3)临床意义:在结核性和风湿性积液中均明显增高,后者更为明显,可作为风湿性积液和其他性质积液的鉴别指标。

3.白介素-8

(1)检验方法:酶联免疫吸附测定。

(2)参考范围:各检验室自建。

(3)临床意义:白介素-8是中性粒细胞趋化肽在炎症信号刺激下,由巨噬细胞、内皮细胞和其他细胞大量产生,对中性粒细胞、T细胞、嗜碱性粒细胞具有趋化作用,可刺激中性粒细胞的黏附和杀菌功能,释放杀菌物质。积液白介素-8量同积液白细胞数,和中性粒细胞趋化性高度相关,可用于对脓胸的鉴别诊断。

4.γ-干扰素

(1)检验方法:酶联免疫吸附测定。

(2)参考范围:各检验室自建。

(3)临床意义:γ-干扰素是由活化的T细胞和NK细胞分泌的一种巨噬细胞嗜中性粒细胞活化因子,也是B细胞、NK细胞的分化因子。除抗病毒作用外,γ-干扰素还起免疫调节作用,是T_H-1细胞最主要的效应因子。γ-干扰素增高是诊断结核性积液一个很好的指标。

5.肿瘤坏死因子

(1)检验方法:酶联免疫吸附测定。

(2)参考范围:各检验室自建。

(3)临床意义:增高不能得出鉴别诊断结论,但可作为进行性炎症反应的指标。

二、病原生物学检验技术

积液标本如一般性状、有形成分和化学检查已肯定为漏出液,一般无必要做病原生物学检查;如肯定或疑为渗出液,则标本应进一步做病原生物学检查。检验技术一般有以下几项。

(一)涂片法

标本经无菌操作离心沉淀,取沉淀物作涂片,革兰氏染色检查找细菌;或抗酸染色找结核分枝杆菌;或涂片找真菌等;或疑寄生虫病时涂片找寄生虫,如乳糜状积液离心涂片找微丝蚴;胸腔积液可碘染色找阿米巴滋养体。

积液常见病原微生物和寄生虫如下。

1.革兰氏阳性球菌

如肺炎链球菌、A 群链球菌、葡萄球菌、草绿色链球菌、厌氧性链球菌、肠球菌。

2.革兰氏阴性球菌

如淋病奈瑟菌。

3.革兰氏阳性杆菌

如结核分枝杆菌、类白喉棒状杆菌、产气荚膜芽孢杆菌、炭疽芽孢杆菌。

4.革兰氏阴性杆菌

如大肠埃希菌、肺炎克雷伯杆菌、臭鼻克雷伯杆菌、梭杆菌、拟杆菌、假单胞菌属、军团杆菌、变形杆菌、流感和副流感嗜血杆菌、沙门菌属、不动杆菌属、产碱杆菌属、产气肠杆菌。

5.其他

如放线菌、奴卡菌、真菌、支原体、病毒、立克次体和微丝蚴、阿米巴滋养体等。

(二)培养法

包括需氧、厌氧菌培养,结核分枝杆菌培养(仅在高度怀疑相关疾病时才进行），真菌培养。

1.细菌培养

应在床旁将积液标本直接接种在培养基上；对已用抗菌药物治疗患者的标本，可在培养基中加入抗生素中和剂以中和药物对细菌的抑制作用；做结核分枝杆菌培养时，应在床旁做培养接种，结核分枝杆菌检查阴性不能排除结核性胸膜炎。多数情况下，细菌感染为多种细菌同时感染，故标本一旦培养阳性，应进行药物敏感试验。

2.注意事项

（1）标本采集后应在 2 小时内送检，需厌氧培养的标本最迟不超过 30 分钟。标本不可置于 4 ℃冰箱保存。

（2）培养时最好同时做血培养。

（3）无菌容器中预先加入灭菌肝素以防止标本凝固。

（4）需厌氧培养积液标本，在采集时必须先排除多余空气，有条件可床边直接接种，置便携式厌氧装置内或直接运送（或接种至运送培养基内）；大量液体标本应装满标本容器，即刻除氧，加盖运送。

3.特殊检查

（1）乳胶凝集试验：指直接测定释放在积液的各种细菌可溶性抗原或抗体。

（2）分子生物学技术：包括 DNA 或 RNA 探针、聚合酶链反应技术等。

三、细胞学检验技术

20 世纪 90 年代，国内已从积液的一般检查发展到细胞学、生物化学、病原生物学、免疫学、遗传学等多项优化组合检查。临床也不再满足于检验室仅提供漏出液与渗出液、良性或恶性、结核性或化脓性等鉴别结果。近年来，随着检验诊断技术的提高，积液检测在细胞形态学、细胞染色体及免疫细胞化学等方面有较大进展，为临床提供了更可靠更丰富的诊疗信息。

（一）标本采集

浆膜腔积液细胞学诊断是否准确与标本新鲜与否有很大关系。为防止各种细胞成分自溶破坏，积液抽取后应立即离心涂片，至多不超过 1 小时。穿刺液量以 100～200 mL 为宜。若穿刺液不能立即制片检查，可在标本内加入穿刺液总量 1/20～1/10 的 40％甲醛溶液以保存标本；若不能立刻送检，可先将标本制成涂片，固定后送检。

(二)细胞形态检测技术

积液中恶性细胞的识别标准与其他部位细胞学标准基本相似,但有其独特之处,如恶性细胞的大小有显著差异,出现梭形或柱形等其他奇形怪状的细胞,核染色质增多和结构异常,出现核透明带和异常有丝分裂象等。检测细胞形态时,需对细胞进行多种不同的染色以利观察和鉴别。

常用染色技术有瑞氏-吉姆萨复合染色法。

1.原理

吉姆萨染色原理基本同瑞氏染色,因前者加强了天青的作用,对细胞核着色效果较好,但对胞质和中性颗粒着色效果不及瑞氏染色,故瑞氏-吉姆萨复合染色可使细胞的颗粒及细胞核均能获得满意的染色效果。

2.器材和试剂

(1)瑞氏-吉姆萨复合染液 1:瑞氏染料 1.0 g、吉姆萨染料 0.3 g,置研钵中,加少量分析纯甲醇研磨片刻,吸出上层染液。反复数次,共用甲醇 500 mL。避光保存,每天振摇 2 次,各 3 分钟,共 5 天。然后存放 1 周即可使用。

(2)瑞氏-吉姆萨复合染液 2:磷酸二氢钾 6.64 g、磷酸氢二钠 2.56 g,先用少量蒸馏水溶解,用磷酸盐调节 pH 6.4～6.8,加水至 1 000 mL。

(3)其他器材:同瑞氏染色。

3.操作

同瑞氏染色基本方法。

4.临床意义

因瑞氏-吉姆萨复合染色能清楚地显示细胞质成分和细胞核染色质结构,故易于良、恶性细胞的判别。瑞氏-吉姆萨复合染色可见的细胞形态包括以下几种。

(1)恶性细胞:见到典型恶性肿瘤细胞即可确诊为恶性积液。有报道认为,瑞氏-吉姆萨复合染色法的肿瘤细胞检出率为 38.8%;若用微量细胞玻片离心沉淀器收集细胞(收集细胞率高达 80.4%),可明显提高检测灵敏度。有学者报道,送检新鲜积液量为 250 mL 时,取积液下层离心涂片染色,肿瘤细胞首次检出率为 83.3%,3 次以上送检检出率达 100%。

(2)血细胞黏附肿瘤细胞花环:在含恶性肿瘤细胞的积液涂片中,将 3 个以上的白细胞(淋巴细胞、粒细胞、巨噬细胞)或红细胞黏附于肿瘤细胞边缘周围,形成花环样,称之为血细胞黏附肿瘤细胞花环。有报道,在查见的 179 例胸腹液涂片恶性细胞中,查见血细胞黏附肿瘤细胞花环 79 例;每份涂片面积为 5～

6 cm²，平均花环数(9.6±5.7)个。随访中有 16 例在首次查见血细胞黏附肿瘤细胞花环后的 15～51 天内死亡,故认为出现血细胞黏附肿瘤细胞花环可能提示部分肿瘤的恶性发展。

(3)免疫岛:巨噬细胞与周围已转化和未转化的淋巴细胞的堆积团称为免疫岛。免疫岛可能是由肿瘤抗原及病原微生物刺激机体免疫反应所致。有报道,在 120 例患者胸腹液涂片中,发现免疫岛 52 例(43.3%);其中,结核和肿瘤患者占 77%,14 例结核性胸腹液中查见免疫岛 11 例,每份涂片面积为 2.0 cm×2.5 cm,平均免疫岛数(59.6±12.8)个;60 例恶性胸腔积液、腹水患者中,查见免疫岛29例,每份涂片(面积同上)平均免疫岛数(39.2±18.9)个。

(4)其他形态:积液涂片瑞氏-吉姆萨复合染色镜检还可见到分叶核粒细胞包裹细菌现象,提示细菌或结核分枝杆菌感染;化脓性炎症所致积液的中性粒细胞明显增高,并可见分叶核粒细胞噬菌现象;在并发真菌感染的积液涂片中,可见噬真菌细胞或分叶核粒细胞包裹真菌。

四、染色体分析技术

癌细胞染色体改变十分明显,而积液又是细胞良好培养基,一般恶性积液中均有癌细胞病理分裂象。若细胞病理分裂象超过 10%,对恶性积液有一定诊断意义,故染色体分析可以作为鉴别诊断的方法。恶性积液中细胞染色体可见结构异常和数量异常,常见有多倍体、内复制、超二倍体、亚二倍体、假二倍体和标志染色体等。有报道,61.9%的恶性胸腔积液中有超二倍体;而结核性胸腔积液中的细胞核型为二倍体,虽也可出现少量亚二倍体,但极少超过 5%。

五、淋巴细胞亚群分析技术

常用荧光免疫组化技术。利用抗分化抗原单克隆抗体鉴定不同 T 细胞表面分化抗原,如抗 CD3 与总 T 细胞反应,抗 CD8 与抑制性/细胞毒性 T 细胞反应。利用系统的单克隆抗体与标本中单个核细胞反应的百分率,确定人 T 细胞亚群的分群情况。

六、流式细胞分析技术

流式细胞分析技术是采用流式细胞仪对临床标本中生物颗粒(细胞、细胞成分或微生物)进行快速识别、鉴定和分析的技术。因荧光技术和多参数相关测量技术的发展,流式细胞仪在对细胞群体各亚群进行定量分析时,具有其他手段无法比拟的优越性。流式细胞术用于浆膜腔积液检查主要集中在 2 个方面。

(一)细胞免疫表型分析

常用于淋巴细胞分群(如 T 细胞、B 细胞和自然杀伤细胞,CD4 细胞和 CD8 细胞)和肿瘤细胞抗原测定(如上皮膜抗原、癌胚抗原、细胞角蛋白)等,对恶性积液的诊断和鉴别诊断有一定价值。利用流式细胞分析技术分析积液中淋巴细胞的免疫表现型,发现淋巴细胞畸变表型,从而获得淋巴瘤的诊断。由此,流式细胞分析技术不失为一个有前瞻性的鉴别良、恶性积液的手段。

(二)细胞 DNA 分析

流式细胞分析技术可大量快速地测定单个细胞的 DNA 含量,据其 DNA 含量,可将形态不易区分的细胞群体分为 3 群,即 G_1、S、G_2,分别代表细胞周期的 3 个不同阶段,这 3 个阶段的细胞对不同的化疗药物反应是不同的。故单个细胞 DNA 定量可用于药物选择、疗效观察和预后估计。因 80% 肿瘤细胞 DNA 含量异常,且与恶性程度有关,并可预示某些疾病的预后,故流式细胞分析技术可将正常二倍体细胞与肿瘤细胞区分开来。

七、电镜检验技术

电镜因其显示超微结构的能力,在鉴别肿瘤细胞的性质和组织起源,尤其对神经内分泌肿瘤、白血病和小圆细胞肿瘤具有决定作用。如:电镜下毛细胞白血病细胞表面有较多细长的胞质突起,50% 病例胞质内出现核糖体板层复合体,由此可确诊;电镜下可找到神经内分泌肿瘤细胞的神经内分泌颗粒,并可据颗粒形态的变化进行分类。

第九章

尿 液 检 验

第一节　尿液标本的采集及保存

一、概述

尿液是机体非气体代谢产物的唯一排泄渠道。血液经过肾小球滤过后,液体通过肾小管、集合管重吸收和排泄,最终产生尿液。尿液的组成和性状可以反映机体功能或代谢状况,因此,尿液检查在临床上非常重要。此外,尿液检查也可以直接反映泌尿系统的功能改变、感染、出血等情况,也可作为糖尿病、某些肝脏疾病、血液病、妊娠等诊断的参考指标。

二、采集方法

根据检验目的不同,需要采用不同的方法进行尿液采集。

(一)首次晨尿

留取清晨第一次尿液进行检查。因其较浓缩、条件恒定,便于对比,适合住院患者,能真实地反映肾脏疾病情况。

(二)随机尿

不为条件所限,随时留尿进行检查。适于门诊、急诊患者,但受多种因素的影响,有形成分的浓度较低。

(三)午后尿

午餐后2小时留尿进行检查。因为此时尿中尿胆原和糖含量高,适于这两种成分的检验,可提高阳性检出率。

(四)12小时尿

前一天晚8时排空膀胱并弃去此次尿液,再收集至第二天晨8时前的全部尿液,适用于 Addis 尿沉渣计数。

(五)3 小时尿

收集清晨 5～8 时的尿标本,用于 1 小时尿沉渣计数。

(六)24 小时尿

适于代谢产物 24 小时定量测定,如尿蛋白、糖、钠、钾、氯、钙、尿酸、17-羟皮质醇和 17-酮皮质醇等。应准确地收集 24 小时尿液并测尿量,从混匀尿液中采集 100～200 mL 送检。收集 24 小时尿液应根据检验目的加入适当防腐剂。24 小时尿液沉渣还可用于找抗酸杆菌。

(七)特殊体位采集尿标本

如分别采集直立或运动后尿标本与平卧 8 小时后尿标本,对体位性蛋白尿、运动性血尿诊断有帮助。

(八)清洁尿

常常用于尿液细菌学检查,包括"清洁中段尿""导尿""膀胱穿刺尿"等。在留取"清洁中段尿"时,应当首先清洗外阴,男性要特别清洗包皮内侧,女性避开月经期。清洗后,排除部分尿液,留取中段尿液送检。如果做细菌培养检查,除应注意无菌操作外,最好留取清晨第一次的清洁中段尿。导尿或膀胱穿刺患者从导尿管或引流管留取尿液,应当注意留取标本时的无菌操作。

三、尿液的保存

尿液常规检查的标本收集后应在 2 小时内检查完毕,否则,尿中的尿素经过细菌分解,产生的物质能使尿液的 pH 升高,有形成分受到破坏。尿中化学物质经过细菌或真菌的降解可以使检验结果出现误差,如糖分解后可使病理性糖尿减低或是消失;盐类可以因久置而发生结晶析出,干扰显微镜检查。如遇到特殊情况或进行特殊检查需要放置较长时间,可以采取以下措施保存和防腐。

(一)冷藏

用于不能立刻进行检查的常规检测标本。可将尿液标本置于 2～8 ℃冰箱内,在此温度下尿液可以保存 6～8 小时。但应当注意的是,有些标本冷藏后可有磷酸盐、尿酸盐析出,影响对有形成分的观察。

(二)加入化学制剂

1.甲苯

用于尿糖、尿蛋白检测的防腐,可在尿液表面形成一薄膜层,阻止尿液与空气接触,防止污染,用量为每升尿液中加入 5 mL 甲苯。

2.甲醛

可较好地保存细胞和管型,用量为每升尿液中加入 400 g/L 的甲醛 5 mL。因为甲醛为还原剂,可干扰尿糖的测定,所以不能用于尿糖检测的防腐剂。

3.盐酸

用于尿 17-羟或酮类固醇、肾上腺素或去甲肾上腺素、儿茶酚胺等化学成分的尿液检测,用量为每升尿液中加入 5～10 mL 盐酸。

4.冰乙酸

用于醛固酮和 5-羟色胺检测的防腐剂,在 24 小时尿液中加入 15 mL 即可。

四、注意事项

(一)容器

应使用清洁、干燥的容器,最好为一次性容器,防止日照与污染。

(二)采集尿液

尿常规与一般定性检查留取尿液约 100 mL,特殊检查依照具体要求留取。

(三)尿标本的质量

留取的标本要新鲜,留取后立即送检。

(四)特殊要求

留取尿液标本时要避开月经期,还要注意白带、精液、前列腺液、粪便、烟灰等异物的混入。尿胆原等化学物质接触光照可分解或氧化,需要避光。

第二节　尿液显微镜检验

一、上皮细胞

尿中所见的上皮细胞可由肾、尿路等处细胞脱落混入所致,包括肾小管上皮细胞(又称小圆上皮)、移行上皮细胞、鳞状上皮细胞。

临床意义如下。

(1)肾小管上皮细胞常提示肾小管有病变,见于急性肾小管肾炎。

（2）移行上皮细胞在正常尿中不易见到,在肾盂、输尿管或膀胱颈炎症时可成片脱落。

（3）正常尿中可见少量鳞状上皮细胞,妇女尿中可大量出现,临床意义不大。若同时伴有大量白细胞,应注意泌尿系统炎症,肾盂肾炎时也增高。

二、白细胞

尿中白细胞一般多为中性分叶核粒细胞,在肾移植术后和淋巴细胞性白血病患者的尿中可见大量淋巴细胞。

（一）正常参考值

男性：<3 个/高倍镜视野。

女性：<5 个/高倍镜视野。

<200 万个/24 小时。

（二）临床意义

尿中白细胞≥5 个/高倍镜视野为镜下脓尿。主要见于泌尿系统感染,如肾盂肾炎、肾结核、膀胱炎、尿道炎、精囊炎、前列腺炎等。

三、红细胞

（一）正常参考值

<3 个/高倍镜视野。

<100 万个/24 小时。

（二）临床意义

尿红细胞≥3 个/高倍镜视野,尿外观无血色者为镜下血尿。

血尿的出现提示泌尿系统有出血,见于急性肾炎、肾结核、泌尿道结石、肾肿瘤、出血性疾病等。

正常人在激烈运动或重体力活动后可出现暂时性的镜下血尿。

四、管型

管型是蛋白质、细胞及其破碎产物在肾小管内凝固而形成的圆柱状体。

（一）正常参考值

无管型或偶见透明管型。

(二)临床意义

1.透明管型

正常人尿中一般无透明管型。偶见于老年人清晨第一次尿中,在激烈运动后、高热、全身麻醉等情况下,可一过性出现。

在肾实质病变时,如急性肾小球肾炎的早期及恢复期、肾盂肾炎、肾动脉硬化可明显增多,恶性高血压和充血性心功能不全时亦可见到。

2.细胞管型

根据管型基质内所含细胞种类的不同,可分为以下几种类型。

(1)红细胞管型:红细胞管型是由于肾小球或肾小管出血,或血液流入肾小管所致。常见于急性肾小球肾炎、慢性肾小球肾炎急性发作期、急性肾小管坏死、肾移植术后急性排斥反应。此管型还可能是某些疾病有肾损害时,或是某些肾病的唯一表现,如系统性红斑狼疮和其他结缔组织病、肾硬化、肾静脉血栓形成等。

(2)白细胞管型:此种管型的出现,提示有化脓性炎症,常见于肾盂肾炎、间质性肾炎等。

(3)肾上皮细胞管型:此种管型出现,提示有肾小管病变,常见于急性肾小管坏死、药物或重金属中毒及肾移植术后排斥反应、妊娠子痫等。

(4)混合细胞管型:此种管型见于肾炎反复发作,肾充血、坏死及肾病综合征等。

3.颗粒管型

根据其颗粒的粗细又可分为粗颗粒和细颗粒管型两种。

(1)细颗粒管型大量出现见于急性肾炎后期和慢性肾炎时。

(2)粗颗粒管型见于慢性肾炎或某些原因(如药物中毒)引起肾小管损伤时。

4.蜡样管型

此种管型出现提示局部肾单位有长期阻塞,有少尿或无尿现象存在,说明肾病变严重,见于慢性肾小球肾炎的晚期肾功能不全及肾淀粉样变。

5.脂肪管型

见于慢性肾小球肾炎,尤其多见于肾病综合征时。

6.宽大管型

宽大管型又称肾功能不全管型,可见于慢性肾炎尿毒症时。

五、结晶

尿中结晶多来源于食物或盐类的代谢物的析出,一般无临床意义。

若出现于新鲜尿液中,并同时伴有多量红细胞,应怀疑有结石的可能;新鲜尿中出现尿酸铵,并有大量白细胞,表示膀胱有细菌感染。在酸性尿中,检出磺胺类药物结晶,应立即停药并碱化尿液。

六、寄生虫及虫卵

乳糜尿中可能找到微丝蚴;泌尿系统感染时,可见阴道毛滴虫,在新鲜尿中可见其梨形滋养体;埃及血吸虫侵入肾及膀胱时,其虫卵可由尿中排出;污染粪便的尿液,有时亦可见到虫卵;污染精液的尿液,可找到精虫,但通常已无活动能力。

第三节　尿液理学检验

一、尿量

尿量一般指 24 小时内排出体外的尿总量,有时也指每小时排出的尿量。尿量的多少主要取决于肾脏生成尿的能力和肾脏的浓缩与稀释功能。内分泌功能、精神因素、活动量、饮水量、环境温度、药物应用等多种因素可影响尿量。

(一)质量控制

尿量采集必须完全而准确,使用标准量筒进行尿量测定,精确至 1 mL。

(二)参考值

成年人:1 000～2 000 mL/24 h。儿童:按儿童每公斤体重计排尿量,为成年人的 3～4 倍。

(三)临床意义

1.多尿

多尿是指 24 小时尿总量成人超过 2 500 mL,儿童超过 3 L 者。

(1)生理性多尿可见于:①饮水过多或食用含水分高的食物。②服用有利尿作用的食品,如咖啡等。③使用某些药物,如咖啡因、噻嗪类、脱水剂等。④静脉输注液体过多,如输用生理盐水、糖盐水或其他液体等。⑤精神紧张、癔症等,可引起暂时性、精神性多尿。

（2）病理性多尿。①内分泌疾病：如尿崩症，指抗利尿激素严重分泌不足或缺乏（中枢性尿崩症），或肾脏对抗利尿激素不敏感或灵敏度减低（肾源性尿崩症），患者 24 小时尿量可多达 5～15 L，尿比重常为 1.005 以下，尿渗透压在 50～200 mmol/L 之间。病理性多尿还见于甲状腺功能亢进、原发性醛固酮增多症等。②代谢性疾病：如糖尿病引起的多尿，主要是由渗透性利尿所致，患者尿比重、尿渗透压均增高。③肾脏性疾病：如慢性肾炎、慢性肾盂肾炎、慢性肾衰竭早期、肾小管酸中毒Ⅰ型、急性肾衰竭多尿期、失钾性肾病等。肾小管破坏致肾浓缩功能逐渐减退亦可引起多尿。肾性多尿常具有昼夜尿量的比例失常、夜尿量增多的特点，即昼夜间尿量比＜2∶1。

2.少尿

少尿是指 24 小时尿量少于 400 mL，或每小时尿量持续＜17 mL（儿童＜0.8 mL/kg）。生理性少尿多见于机体缺水或出汗过多，少尿可能在机体出现脱水的临床症状和体征之前。病理性少尿可见于如急性肾衰竭、慢性肾病。

（1）肾前性少尿：由于各种原因造成肾血流量不足，肾小球滤过率减低所致。①肾缺血：各种原因引起的休克、过敏、失血过多、心力衰竭、肾动脉栓塞、肿瘤压迫等。②血液浓缩：严重腹泻、呕吐、大面积烧伤、高热等。③血容量减低：重症肝病、低蛋白血症引起全身水肿。④应激状态：严重创伤、感染（如败血症）等。

（2）肾后性少尿：多是由于各种原因所致的尿路梗阻引起。①肾或输尿管结石、损伤、肿瘤、凝块或药物结晶（如磺胺类药）、尿路先天性畸形等。②膀胱功能障碍、前列腺肥大症、前列腺癌等。

（3）肾性少尿：因肾实质的病变导致肾小球和肾小管功能损害所致。在排除肾前和肾后性少尿后，可考虑肾性少尿。①急性肾小球肾炎、急性肾盂肾炎、慢性肾炎急性发作、急性间质性肾炎及急性肾小管坏死等。此种尿具有高渗量的特性。②慢性疾病所致肾衰竭时，也可出现少尿，但特征为低尿比重、低尿渗量性少尿，如高血压性和糖尿病肾血管硬化、慢性肾小球肾炎、多囊肾等。③血红蛋白尿、肌红蛋白尿等。

（4）肾移植急性排斥反应时，尿量可突然减低。

3.无尿

无尿指尿量＜100 mL/24 h，或＜17 mL/h。肾受汞等毒性物质损害，常可引起急性肾小管坏死，而突然引起少尿及尿闭。

二、尿颜色和透明度

(一)检测原理

通过肉眼观察判断尿外观。透明度可分为清晰透明、轻度浑浊(雾状)、浑浊(云雾状)、明显浑浊 4 个等级。

(二)方法学评价

尿色和透明度判断受主观因素影响。尿透明度还易受某些盐类结晶的影响。临床应用仅作参考。

(三)质量控制

(1)使用新鲜尿:尿放置时间过长,盐类结晶析出、尿胆原转变为尿胆素、细菌增殖和腐败、尿素分解,均可使尿颜色加深、浑浊度增高。

(2)防止污染。

(3)标准统一:统一尿液分析仪、干化学试带或检验人员判断尿液颜色和透明度的标准。

(四)参考值

新鲜尿:淡黄色、清晰透明。

(五)临床意义

1.生理性变化

(1)代谢产物:生理性影响尿颜色的主要是尿色素、尿胆素、尿胆原等。

(2)饮水及尿量:大量饮水、尿量多则尿色淡;尿色深见于尿量少、饮水少或运动、出汗、水分丢失。

(3)药物的影响:如服用维生素 B_2、呋喃唑酮、小檗碱、牛黄、米帕林使尿呈黄色或深黄色;番泻叶、山道年等使尿呈橙色或橙黄色;酚红、番泻叶、芦荟、氨基匹林、磺胺药等使尿呈红色或红褐色。

(4)盐类结晶及酸碱度:生理性尿浑浊的主要原因是含有较多的盐类,常见有以下 2 类。①尿酸盐结晶:在浓缩的酸性尿遇冷时,可有淡红色结晶析出。②磷酸盐或碳酸盐结晶:尿呈碱性或中性时,可析出灰白色结晶。

2.病理性变化

(1)无色:尿无色且伴尿比重增高,可见于糖尿病;如比重度低,可见于尿崩症。

(2)血尿:①肉眼血尿是当每升尿含血量达到或者超过 1 mL 时,尿呈淡红色、洗肉水样,雾状或云雾状,浑浊外观。含血量较多时,尿呈鲜红色、稀血样或混有血凝块。②镜下血尿是尿经离心沉淀镜检时发现红细胞数>3个/高倍镜视野。

1)泌尿生殖系统疾病是引起血尿最常见的原因(约占98%),如肾或尿路结石、结核、肿瘤,各型肾小球肾炎、肾盂肾炎、多囊肾,肾下垂、肾血管畸形或病变,以及生殖系统炎症、肿瘤、出血(如前列腺炎、肿瘤、输卵管炎、子宫颈癌等)。尿三杯试验,如血尿以第一杯为主,多为尿道出血;以第三杯为主,多为膀胱出血;如三杯均有血尿,多见于肾脏或输尿管出血。

2)全身性疾病包括以下几种。①血液病:如白血病、再生障碍性贫血、血小板减低性紫癜、血友病等。②感染性疾病:如感染性心内膜炎、败血症、肾病综合征、出血热、高热、重症感冒。③结缔组织疾病:如系统性红斑狼疮、血管炎等。④心血管疾病:如高血压肾病、肾动脉硬化病、心力衰竭、心血管神经症等。⑤内分泌代谢疾病:如痛风、糖尿病等。

3)泌尿系统邻近器官疾病:如急性阑尾炎、急性或慢性盆腔炎、宫外孕、结肠或直肠憩室炎症、恶性肿瘤,但血尿程度多较轻。

4)药物毒副作用:如磺胺类、水杨酸类、抗凝血类、某些抗生素类、环磷酰胺等。

(3)血红蛋白尿:尿游离血红蛋白超过参考值(<0.3 mg/L)时,引起尿隐血试验阳性者称为血红蛋白尿。正常人血浆中血红蛋白含量很低(<50 mg/L),且通过与肝脏结合珠蛋白结合后,形成大分子化合物结合血红蛋白,后者不能从肾小球滤过。当血管内发生大量溶血时,由于红细胞大量破坏,大量血红蛋白释入血浆中形成血红蛋白血症,溶血产生的血红蛋白超过了肝脏结合珠蛋白所能结合的能力,可经肾小球滤过,若其含量超过了肾小管重吸收能力时,便形成血红蛋白尿。血红蛋白尿多见于血型不合的输血反应、阵发性睡眠性血红蛋白尿、蚕豆病、溶血性疾病等。

与血尿鉴别:①离心沉淀后的尿上清液。前者仍为红色,后者红色消退。②镜检沉淀物。前者不见红细胞或仅见红细胞碎片,后者见大量完整的红细胞。③用上清液做隐血试验。前者呈强阳性,后者一般呈阴性或仅呈弱阳性。④用上清液做尿蛋白定性试验。前者阳性不变,后者结果减弱或呈阴性。

与假性血尿鉴别:如卟啉尿外观呈红葡萄酒色。碱性尿中存在酚红、番泻叶、芦荟等物质,或酸性尿中存在氨基比林、磺胺等药物时,均显示不同程度的红色。

(4)肌红蛋白尿：正常人尿中含量甚微，故不能从尿中检出。当机体心肌或骨骼肌组织发生严重损伤时，尿肌红蛋白检查呈阳性，称为肌红蛋白尿。

病因包括以下几项。①创伤：如挤压综合征、电击伤、烧伤、手术创伤造成肌肉严重损伤者。②肌肉疾病：如原发性皮肌炎、多发性肌炎等。③心肌梗死：引起心肌组织广泛坏死，尿肌红蛋白测定可能对心肌梗死的早期诊断有一定参考价值。④代谢性疾病：如恶性高热、肌糖原积累病。⑤缺血性肌损伤：如剧烈运动后或长途行军后、惊厥性疾病发作等。

与血红蛋白尿区别：由于肌肉损伤也常伴有红细胞破坏，故肌红蛋白尿同时也伴有血红蛋白尿，所以应注意肌红蛋白与血红蛋白的区别。①颜色：肌红蛋白尿呈粉红色、暗褐色。②溶解性：肌红蛋白能溶于80%饱和度的硫酸铵溶液中，而血红蛋白则不溶。

(5)胆红素尿：胆红素尿外观呈深黄色，振荡后产生的泡沫亦呈黄色。此点可与正常尿或药物性深黄色尿鉴别，后者尿振荡后泡沫呈乳白色。胆红素尿不宜在空气中久置。胆红素尿可见于阻塞性黄疸或肝细胞性黄疸。

(6)乳糜尿：乳糜液或淋巴液进入尿中，尿呈乳白色浑浊称为乳糜尿。乳糜尿产生的机制包括以下内容。①泌尿系统淋巴管破裂：多因淋巴循环受阻，从肠道吸收的乳糜液逆流进入泌尿系统淋巴管，致使淋巴管内压不断增高而破裂，淋巴液进入尿中所致。②深部淋巴管阻塞：乳糜液不能流入乳糜池，而逆流到泌尿系统淋巴管所致。

常见疾病：乳糜尿多为丝虫病所致，少数为腹膜结核、肿瘤、胸腹部创伤或手术、先天性淋巴管畸形及肾病综合征等。

鉴别特点：①乳糜试验。在尿中加入等量乙醚或氯仿，提取乳糜，用苏丹Ⅲ染色，可呈阳性。②与脓尿与菌尿鉴别。乳糜尿以脂肪颗粒为主，少见血细胞、脓细胞、细菌。

(7)脓尿与菌尿：①脓尿常含有脓丝状悬浮物，放置后可有云絮状沉淀。②菌尿内含大量的细菌，多呈云雾状，静置后也不下沉。

常见病因：脓尿、菌尿均见于肾盂肾炎、膀胱炎、前列腺炎、精囊炎、尿道炎等。

鉴别试验：①镜检。脓尿时，可见大量白细胞及成堆的脓细胞；菌尿则是以细菌为主。②蛋白定性。脓尿、菌尿均为阳性，且不管加热或加酸，其浑浊度均不消失。

(8)结晶尿：常见类型有以下2种。①磷酸盐和碳酸盐：使尿呈淡灰色、白色混浊。②尿酸盐:析出后尿呈淡粉红色混浊或沉淀。

鉴别试验:与脓尿、菌尿鉴别。①加热法:浑浊消失多为结晶尿,产生沉淀可能是脓尿、菌尿。②加酸或加碱:磷酸盐和碳酸盐尿,加入 5％～10％乙酸数滴,浑浊可消失;如同时有气泡产生则多为碳酸盐结晶。③镜检:可见大量盐类结晶;脓尿、菌尿,镜下可见大量脓细胞、白细胞、细菌。④蛋白定性:为阴性,脓尿、菌尿多为阳性。

与乳糜尿鉴别:可用乳糜试验加以鉴别,前者为阴性,后者为阳性。

三、尿比重测定

尿液在 4 ℃时,与同体积纯水重量之比称为尿比重。尿中可溶性的固体物质主要是尿素(25％)、肌酐和氯化钠(25％)。

(一)检测方法

(1)化学试带法:又称干化学法,有目视比色法和仪器比色法。

(2)尿比重计法。

(3)其他方法:①折射计法;②超声波法;③称量法。

(二)方法学评价

1.化学试带法

测定简便,不受高浓度的葡萄糖、蛋白质或放射造影剂的影响,但精确度差,只用作过筛试验。

2.尿比重计法

现已很少使用。

3.折射计法

具有易于标准化、标本用量少(1 滴尿)等优点。

(三)质量控制

1.化学试带法

(1)使用与仪器匹配、合格、有效期内的试带。

(2)每天用标准色条进行校准。

(3)如尿 pH＞7.0,测定值应增高 0.005。

(4)化学试带法对过高或过低的尿比重不敏感,应以折射计法为参考。

(5)评价肾脏的浓缩、稀释功能时,应进行连续多次测定才有可靠价值。

2.尿比重计法

尿比重计要通过校正后使用,测定时尿量要足,液面应消除泡沫,要对尿温度、尿蛋白尿、糖尿进行校正。

3.其他方法

折射计法：测尿前要按操作时的室温进行温度补偿调校。

(四)参考值

晨尿或通常饮食条件下：1.015～1.025。随机尿：成人 1.003～1.035（至少有 1 次在 1.023 或以上，1 次在 1.003 或以下）；新生儿 1.002～1.004。

(五)临床意义

尿比重测定是临床上估计肾脏浓缩稀释功能常用的指标。

1.高比重尿

高比重尿见于：①急性肾小球肾炎、急性肾衰竭少尿期。②肾前性少尿疾病，如肝病、心功能不全、周围循环衰竭、高热、脱水以及糖尿病、蛋白尿、使用放射造影剂等。

2.低比重尿

尿比重<1.015 时，称低比重尿或低张尿。如尿比重固定在 1.010±0.003（与肾小球滤过液比重接近），称为等渗尿或等张尿，提示肾脏稀释浓缩功能严重损害。主要见于：①急性肾小管坏死、急性肾衰竭多尿期、慢性肾衰竭、肾小管间质疾病等。②尿崩症：常为低比重尿，尿比重测定有助于多尿时糖尿病与尿崩症的鉴别。

四、尿渗量测定

尿渗量是反映溶解在尿中具有渗透作用的溶质颗粒（分子或离子等）数量的一种指标，是表示肾脏排泄到尿中所有溶质颗粒的总数量。尿渗量主要与尿中溶质颗粒数量、电荷有关，而与颗粒大小关系不大。尿渗量能较好地反映肾脏对溶质和水的相对排出速度，更确切地反映肾脏浓缩和稀释功能，因此是评价肾脏浓缩功能较好的指标。

(一)方法学评价

尿渗量和尿比重测定比较：两者都能反映尿中溶质的含量。虽然尿比重测定比尿渗量测定操作简便，成本低，但尿比重测定易受溶质性质的影响；而尿渗量主要与溶质的颗粒数量有关，在评价肾脏浓缩和稀释功能上，更优于尿比重。

(二)参考值

尿渗量：600～1 000 mmol/(kg・H_2O)（相当于尿比重为 1.015～1.025）。

尿渗量/血浆渗量之比为(3.0~4.7):1。

(三)临床意义

减低:见于肾小球肾炎伴有肾小管和肾间质病变。显著减低:见于慢性肾盂肾炎、多囊肾等。慢性间质性肾病患者,尿渗量/血浆渗量比可明显减低。

五、尿气味

正常尿的气味是由尿中挥发酸及酯类共同产生的。

(一)正常尿

新鲜尿具有微弱芳香气味,如尿标本置放时间过久或冷藏时间过长,尿素分解,可出现氨臭味。食用葱、蒜、咖喱、韭菜,饮酒过多或服某些药物可有特殊异味。

(二)病理性尿

新鲜排出的尿即有氨臭味,见于慢性膀胱炎、慢性尿潴留等患者;烂苹果味见于糖尿病酮症酸中毒者;腐臭味见于泌尿系统感染或晚期膀胱癌患者;大蒜臭味见于有机磷中毒者;"老鼠尿"样臭味见于苯丙酮尿症患者。

第四节　尿液化学检验

尿液是一种化学成分十分复杂而又很不稳定的体液,它来自血液,也来自泌尿系统及生殖系统的组织及其分泌,许多病理情况都会导致尿液化学成分的改变。

一、尿液酸碱度测定

(一)定义

尿液酸碱度是反映肾脏调节机体内环境体液酸碱平衡能力的重要指标之一,通常简称为尿液酸度。尿液酸度分两种:可滴定酸度和真正酸度。前者可用酸碱滴定法进行滴定,相当于尿液酸度总量,后者是指尿液中所有能离解的氢离子浓度,通常用 pH 来表示。

(二)检测方法及评价

1.试带法

将 pH 广泛试带浸入尿液中,立即取出与标准色板比较测定,用肉眼判断出尿液的 pH,或用仪器判读结果。本法操作简单,可目测或用尿液分析仪检测,是目前应用最广泛的筛检方法。但试带易吸潮变质,易影响准确性。

2.指示剂法

常用的指示剂为 0.4 g/L 溴麝香草酚蓝溶液。显示黄色为酸性尿,显示蓝色为碱性尿,显示绿色为中性尿。本法操作简单,但溴麝香草酚蓝的 pH 变色范围为 6.0～7.6,当尿液 pH 偏离范围时,检测结果不准确。黄疸尿、血尿易干扰指示剂法检测结果。

3.滴定法

本法可检查尿液酸度的总量。临床上,可用于观察尿液酸度的动态监测,但操作复杂。

4.pH 计法

用 pH 电极能直接精确地测定出尿液的 pH。本法精确度较高,可用于酸负荷试验后尿液 pH 检查,对于肾小管酸中毒的定位诊断、分型、鉴别诊断有一定的应用价值。但需要特殊仪器,且操作更烦琐。

(三)质量控制

1.标本必须新鲜

陈旧标本可因尿 CO_2 挥发或细菌生长使 pH 增高,也可因细菌和酵母菌作用,使尿中葡萄糖降解为酸和乙醇而使 pH 减低。

2.试带法

试带应满足生理和病理尿 pH 的变化范围,未被酸、碱污染,未吸潮变质。

3.指示剂法

一般指示剂多不易溶于水,配制指示剂溶液时,应先用少许碱性溶液(如NaOH 稀溶液)助溶后,再加蒸馏水稀释到适当浓度,以满足指示剂颜色变化范围,因为指示剂的解离质点状态与未解离质点状态呈现不同的颜色。

4.滴定法

氢氧化物溶液浓度必须标准。

5.pH 计法

应经常校准 pH 计,确保仪器在正常良好状态下检测。

（四）参考值

在正常饮食条件下，晨尿多偏弱酸性，多数尿标本 pH 5.5～6.5，平均 pH 6.0。随机尿 pH 4.5～8.0。尿可滴定酸度为 20～40 mmol/24 h 尿。

（五）临床应用

1.生理性变化

（1）尿液 pH 易受食物影响：如进食含蛋白质高的食物过多或饥饿状态时，尿 pH 减低；而进食过多的蔬菜、水果等含碱性物质较多的食品时，尿 pH 增高。

（2）进餐后尿 pH 增高：机体每次进餐后，尿液的 pH 呈一过性增高，称之为碱潮。

（3）剧烈运动、饥饿、出汗、应激状态等生理活动，夜间入睡后呼吸减慢，体内酸性代谢产物增多均可使尿液 pH 减低。许多药物也会影响尿液 pH。尿内含有大量脓、血或细菌污染，分解尿素可使尿液碱化。

2.病理变化

（1）尿 pH 减低：常见于以下情况。①酸中毒、慢性肾小球肾炎、发热、服用氯化铵等药物时。②代谢性疾病：如糖尿病、痛风、低血钾性碱中毒（肾小管分泌 H^+ 增强，尿酸度增高）等。③其他：如白血病、呼吸性酸中毒。

（2）尿 pH 增高：常见于以下情况。①碱中毒：如呼吸性碱中毒。②严重呕吐。③尿路感染：如膀胱炎、肾盂肾炎、变形杆菌性尿路感染，由于细菌分解尿素产生氨等。④肾小管性酸中毒：尿 pH 呈相对偏碱性。⑤应用利尿剂，进食太多蔬菜、水果等。

3.其他

观察尿液 pH 变化，指导临床用药，预防肾结石的形成和复发，减轻泌尿系统微生物的感染。

二、尿液蛋白质检查

正常人尿蛋白有 200 多种，主要有以下 3 种。①小相对分子质量蛋白：如微球蛋白、溶菌酶、核糖核酸酶以及免疫球蛋白 Fc 片段等。②大相对分子质量蛋白：如尿调节素及分泌型 IgA 等。③中相对分子质量蛋白：如相对分子质量为 4 万～9 万的清蛋白，占尿蛋白总量 50% 左右。

（一）蛋白尿定义

尿液中蛋白质超过 150 mg/24 h 或超过 100 mg/L 时，蛋白定性试验呈阳性,即称为蛋白尿。

(二)蛋白尿生成原因及机制

1.肾小球性蛋白尿

肾小球性蛋白尿是因肾小球的损伤而引起的蛋白尿。多因肾小球受到感染、毒素、免疫、代谢等因素的损害后,引起肾小球毛细血管壁破裂,滤过膜孔径加大,通透性增强或电荷屏障作用受损,使血液中相对分子质量较小的血浆蛋白(以清蛋白为主)滤出原尿中。若损害较重时,球蛋白及其他少量大相对分子质量蛋白滤出也增多,超过了肾小管重吸收能力而形成蛋白尿。根据肾小球滤过膜损伤的严重程度及尿液中蛋白质的组分不同,可将其分为两类。

(1)选择性蛋白尿:主要成分是相对分子质量为 4 万～9 万的中相对分子质量的清蛋白。相对分子质量>9 万的蛋白则极少出现。尿免疫球蛋白/清蛋白的比值<0.1。尿蛋白半定量多为＋＋＋～＋＋＋＋。当尿蛋白定量>3.5 g/24 h时,称为肾病性蛋白尿,最典型的病例是肾病综合征。

(2)非选择性蛋白尿:反映肾小球毛细管壁有严重破裂损伤。尿蛋白成分以大和中相对分子质量蛋白质同时存在为主,尿蛋白中,免疫球蛋白/清蛋白比值>0.5,半定量为＋～＋＋＋＋,定量在 0.5～3.0 g/24 h 之间,多见于原发性肾小球疾病(如急进性肾炎、慢性肾炎、膜性或膜增生性肾炎等)及继发性肾小球疾病(如糖尿病肾炎、红斑狼疮性肾炎等)。出现非选择性蛋白尿提示预后较差。

2.肾小管性蛋白尿

肾小管受到感染或中毒损伤后,肾小管近曲小管段对肾小球滤过液中的小相对分子质量蛋白质重吸收能力减低,而出现以小相对分子质量蛋白为主的蛋白尿,称为肾小管性蛋白尿。单纯性肾小管性蛋白尿的尿蛋白含量较低,一般<2 g/24 h,定性半定量试验＋～＋＋。肾小管性蛋白尿多见于以下情况。

(1)肾小管间质病变:如间质性肾炎、肾盂肾炎、遗传性肾小管疾病如范科尼综合征、慢性失钾性肾病等。

(2)中毒性肾间质损伤:汞、镉、铀、砷和铋等重金属类或苯四氯化碳等有机溶剂以及卡那霉素、庆大霉素、磺胺、多黏菌素、四环素等抗生素类可引起肾小管上皮细胞肿胀、变性与坏死,又称中毒性肾病。

(3)中草药:如使用马兜铃、木通过量,也可引起高度选择性肾小管蛋白尿,此时常伴有明显管型尿。

(4)器官移植排斥反应等。

3.混合性蛋白尿

混合性蛋白尿指肾脏疾病时,肾小球和肾小管同时或相继受损而产生的蛋白尿,其组分与血浆蛋白相似,但各种组分所占的比例可因病变主要侵害的部位而不同,尿蛋白电泳检查有助于临床对蛋白尿组成的分析、判断及诊断。

4.溢出性蛋白尿

溢出性蛋白尿指血液循环中,出现了大量以中、小相对分子质量为主的异常蛋白质,如游离血红蛋白、肌红蛋白、溶菌酶等增多,经肾小球滤出后,原尿中的含量超过了肾小管重吸收最大能力,而大量出现在尿液中形成的蛋白尿。尿蛋白质定性,多为+～++,可见于以下情况。

(1)浆细胞病。

(2)急性血管内溶血。

(3)急性肌肉损伤。

(4)其他:如急性白血病时血溶菌酶增高、严重胰腺炎时血淀粉酶增高形成的蛋白尿。

5.组织性蛋白尿

凡肾组织细胞代谢产生的蛋白质、组织破坏分解的蛋白质,以及肾脏组织炎症或受药物等刺激泌尿道组织分泌的蛋白质等,进入尿液中形成的蛋白尿,均称为组织性蛋白尿。定性为±～+,定量为 0.5～1.0 g/24 h。

6.生理性蛋白尿

(1)功能性蛋白尿:机体剧烈运动、发热、低温刺激、精神紧张、交感神经兴奋等生理状态时,导致暂时性、轻度的蛋白尿,称为功能性蛋白尿。这种蛋白尿可随影响机体生理反应因素的消除和肾功能的恢复而消失,定性一般不超过+,定量<0.5 g/24 h,多见于青少年。

(2)体位性蛋白尿:又称为直立性蛋白尿。特点是卧位时,尿蛋白阴性,起床活动或站立过久后,尿蛋白阳性,平卧休息后又为阴性。亦多见于青少年。

7.偶然性蛋白尿

偶然性蛋白尿指由于偶然因素,尿液中混入了多量血液、脓液、黏液或生殖系统排泌物,如白带、月经血、精液、前列腺液等成分时,导致尿蛋白定性试验阳性,但不伴随肾脏本身的损害,故又称假性蛋白尿。主要见于下尿路感染、出血及生殖系统排泌物的污染。

8.摄入性蛋白尿

在输注成分血浆、清蛋白及其他蛋白制剂或摄入过多蛋白食品后,尿蛋白阳性。

9.妊娠性蛋白尿

妊娠性蛋白尿与机体妊娠有关。

(三)检测方法及评价

1.尿蛋白定性试验

尿蛋白定性试验为蛋白尿的过筛试验。

(1)试带法:利用 pH 指示剂的蛋白误差原理。本法对清蛋白较敏感,对球蛋白不敏感,仅为清蛋白的 $1/100\sim1/50$,且可漏检本-周蛋白。尿液 pH 增高可产生假阳性。本法快速、简便、易于标准化,适于健康普查或临床筛检。

(2)加热乙酸法:为传统的经典方法,特异性强、干扰因素少,能同时检出清蛋白及球蛋白尿,但敏感度较低,一般在 $0.15\ g/L$ 左右。本法能使含造影剂尿液变清,可用于鉴别试验。

(3)磺基水杨酸法:又称磺柳酸法。操作简便、反应灵敏、结果显示快,与清蛋白、球蛋白、糖蛋白和本-周蛋白等均能发生反应;敏感度达 $0.05\ g/L$,因而有一定的假阳性。被美国临床和实验室标准协会作为干化学法检查尿蛋白的参考方法,并推荐为检查尿蛋白的确证试验。

2.尿蛋白定量试验

检查方法有沉淀法、比色法、比浊法、染料结合法、免疫测定法和尿蛋白电泳法等。目前染料结合法、比色法应用较广泛,免疫法及尿蛋白电泳法具有更高的灵敏度和特异性,有很好的临床应用前景。

尿蛋白检测方法的选择:对于进行现场快速检验,或初次就诊的门诊患者,采用试带法或磺基水杨酸法,基本可满足健康体检和疾病筛查的需要;在疾病确诊后,需要进行疗效观察或预后判断时,则需要配合加热乙酸法,必要时需进行尿蛋白定量和特殊蛋白质分析。

(四)质量控制

1.试带法

必须使用标准合格的试带,并严格按照注意事项操作。

2.加热乙酸法

控制加酸量及盐类浓度,加酸过少、过多,导致远离蛋白质等电点时,可使阳性程度减弱。如尿液盐类浓度过低,又可致假阴性,此时可加饱和氯化钠溶液 $1\sim2$ 滴后,再进行检查。

3.磺基水杨酸法

使用某些药物(如青霉素钾盐、复方磺胺甲噁唑、对氨基水杨酸等)及有机碘造影剂时,以及尿内含有高浓度尿酸、草酸盐或黏蛋白时,可呈假阳性反应。此时,可通过加热煮沸后浊度是否消失予以鉴别。

4.考马斯亮蓝法尿蛋白测定

应注意以下几点。

(1)考马斯亮蓝试剂易吸附在比色杯上,每次使用后应立即用甲醇或乙醇或水加适量丙酮洗涤,并最好用专用比色杯。

(2)试剂酸度对蛋白质测定影响较大,pH 越高灵敏度越低。

(3)考马斯亮蓝试剂必须新鲜,否则对蛋白质结合能力下降。

(4)线性范围较窄。

5.注意方法间差异,加强质量控制

用于尿蛋白定量的各种方法之间存在较大差异;应尽力做到标本、试剂合格,操作规范,结果有可比性。

(五)参考值

定性试验:阴性。定量试验:<0.1 g/L,或<0.15 g/24 h。

(六)临床应用

1.生理性蛋白尿

(1)功能性蛋白尿:见于剧烈运动后、发热、寒冷刺激、精神紧张、过度兴奋等,呈混合性蛋白尿,一般 2～3 天后消退。

(2)直立性蛋白尿:可见于站立时间过长、"行军性"蛋白尿等。多见于青少年,绝大多数无肾病证据。

(3)摄入性蛋白尿:输注成分血浆、清蛋白及其他蛋白制剂,或进食过多蛋白质时,尿液中可偶然被检出尿蛋白。

(4)偶然性蛋白尿:受白带、月经血、精液、前列腺液的污染,偶尔出现假性蛋白尿。

(5)老年性蛋白尿:与年龄低于 60 岁的人相比,老年人蛋白尿的发生率增高。这些人每隔 6 个月应随访检查血压等,但总体预后良好。

(6)妊娠性蛋白尿:妊娠时可有蛋白尿,但应注意随访。若无症状者,尿蛋白持续 1～2 g/d 或伴血尿时,预后比暂时性或体位性蛋白尿者差。

2.病理性蛋白尿

病理性蛋白尿可分为以下 3 种。

（1）肾前性蛋白尿。①浆细胞病：如多发性骨髓瘤、巨球蛋白血症、浆细胞白血病等。②血管内溶血性疾病：如阵发性睡眠性血红蛋白尿等。③大面积肌肉损伤：如挤压伤综合征、电灼伤、多发性肌炎、进行性肌肉萎缩等。④酶类增高：如急性单核细胞白血病尿溶菌酶增高，胰腺炎严重时尿淀粉酶增高等。

（2）肾性蛋白尿。

1）肾小球性蛋白尿。①肾病综合征：蛋白尿以清蛋白为主，少量小相对分子质量蛋白，定性试验多数为＋＋＋～＋＋＋＋，定量试验常为 3.5～10 g/d，最多可达 20 g/d。②原发性肾小球肾炎：如急性肾炎、慢性肾炎、膜性肾炎、膜增生性肾炎、肾衰竭等。③继发性肾小球疾病：糖尿病肾病早期尿中即出现微量清蛋白，临床肾病期尿蛋白常＞0.5 g/d。狼疮性肾炎轻型损害时，尿蛋白多在＋～＋＋之间，定量为 0.5～2 g/d。正常妊娠时，尿蛋白可轻度增高；但妊娠中毒症者，尿蛋白多为＋～＋＋，严重时可达＋＋＋～＋＋＋＋，定量可＞5 g/d。

2）肾小管性蛋白尿。①肾小管间质病变：如间质性肾炎、肾盂肾炎、范科尼综合征、肾小管性酸中毒等。②重金属中毒：如汞、镉、铋、砷、铀等重金属类引起中毒性肾间质疾病。③药物中毒：某些抗生素如庆大霉素、卡那霉素、多黏菌素等；中草药类如马兜铃、木通等；有机溶剂如苯中毒等。④器官移植：如肾移植排斥反应等。

（3）肾后性蛋白尿。①泌尿、生殖系统炎症反应：如膀胱炎、尿道炎、前列腺炎、精囊炎等。②泌尿系统结石、结核、肿瘤等。③泌尿系统邻近器官疾病：如急性阑尾炎、慢性盆腔炎、子宫颈炎、盆腔肿瘤等，泌尿系统邻近器官炎症或肿瘤刺激。

三、尿液糖检查

（一）定义

正常人尿液几乎不含或仅含微量葡萄糖，一般尿糖定性试验为阴性。尿糖定性试验呈阳性的尿液称为糖尿，葡萄糖是尿糖的主要成分，偶尔亦可见乳糖、半乳糖、果糖、戊糖等。葡萄糖是否出现于尿液中，主要取决于 3 个因素：①血糖浓度；②肾血流量；③肾糖阈，当血糖浓度超过 8.88 mmol/L 时，尿液中开始出现葡萄糖。把尿液中开始出现葡萄糖时的血浆葡萄糖（血糖）浓度水平，称为肾糖阈值（简称肾糖阈）。

（二）检测方法及评价

1.班氏法

利用葡萄糖的还原性,是传统尿糖定性试验方法。本法是非特异性测定葡萄糖的试验,可检出多种尿糖,简便,但易受其他还原物质干扰,倾向于淘汰。

2.试带法

采用葡萄糖氧化酶法。本法检测葡萄糖的特异性强、灵敏度高、简便快速,适用于自动化分析。

3.薄层层析法

操作复杂、费时、成本高,多用于临床或基础研究,临床上一般情况少用。

（三）质量控制

1.班氏法

试验前,必须首先煮沸班氏试剂,避免试剂变质。

2.试带法

(1)避免假阳性:假阳性可见于尿标本容器残留强氧化性物质如漂白粉、次亚氯酸等或低比重尿等。

(2)避免假阴性:尿液含有高浓度酮体、维生素 C、阿司匹林;使用氟化钠保存尿液;标本久置,葡萄糖被细菌或细胞酶分解,可引起假阴性。

（四）参考值

定性试验:阴性。

（五）临床应用

尿糖检查主要是作为糖尿病的筛检和病情判断的检测指标。但尿糖检查时,应同时检测血糖,以提高诊断准确性。

1.血糖增高性糖尿

(1)摄入性糖尿:①摄入大量的糖类食品、饮料、糖液时,可引起血糖短暂性增高而导致糖尿。②静脉输注高渗葡萄糖溶液后,可引起尿糖增高。

(2)应激性糖尿:由于情绪激动、脑血管意外、脑出血、颅脑外伤等情况下,出现暂时性高血糖和一过性糖尿。

(3)代谢性糖尿:内分泌激素分泌失常,糖代谢发生紊乱引起高血糖所致。最常见的是糖尿病。①尿糖检测是糖尿病诊断、病情判断、治疗效果观察及预后的重要指标之一。②尿糖与血糖检测关系:糖尿病如并发肾小球动脉硬化症,则因肾血流量减少,肾小球滤过率减低,肾糖阈增高,此时尽管血糖已超过一般的肾糖阈,尿糖检查仍可呈阴性;轻型糖尿病患者,其空腹血糖含量可能正常或轻度增高,尿糖检查亦可呈阴性,但进餐后 2 小时,由于负载增高,可出现血糖增高,尿糖阳性。因此,怀疑患者糖尿病时,应该同时检查血糖、尿糖、餐后 2 小时尿糖,还应该进一步做糖耐量试验,以明确糖尿病的诊断;对于糖尿病患者而言,尿糖检测无痛苦且廉价,因此,对于以饮食控制尿糖的患者,尿糖检查较为适用,但对胰岛素依赖的患者,尿糖检测结果与血糖的对应性较差,因而宜用血糖监测患者的治疗。

(4)内分泌性糖尿:①甲状腺功能亢进;②肢端肥大症;③嗜铬细胞瘤;④库欣综合征。

2.血糖正常性糖尿

血糖正常性糖尿又称肾性糖尿,是由于肾小管对滤过液中葡萄糖重吸收能力减低,肾糖阈减低所致。

(1)家族性肾性糖尿:如范科尼综合征患者,空腹血糖、糖耐量试验均正常,但由于先天性近曲小管对糖的重吸收功能缺损,空腹尿糖为阳性。

(2)新生儿糖尿:因肾小管对葡萄糖重吸收功能还不完善所致。

(3)后天获得性肾性糖尿:可见于慢性肾炎、肾病综合征及伴有肾小管损伤者。

(4)妊娠期或哺乳期妇女:因细胞外液容量增高,肾小球滤过率增高而近曲小管的重吸收能力受到抑制,使肾糖阈减低,出现糖尿;但如果出现持久且强阳性尿糖,应进一步检查原因。

3.其他糖尿

血液中除了葡萄糖外,其他糖类有乳糖、半乳糖、果糖、戊糖、蔗糖等。如果进食过多或受遗传因素影响,体内糖代谢失调,亦可使血液中浓度增高,出现相应的糖尿。

四、尿液酮体检查

(一)定义

尿酮体是尿液中乙酰乙酸(占 20%)、β-羟丁酸(占 78%)及丙酮(占 2%)的总称。酮体是机体脂肪氧化代谢产生的中间代谢产物,当糖代谢发生障碍、脂肪分解增高,酮体产生速度超过机体组织利用速度时,可出现酮血症,酮体血浓度一旦超过肾阈值,就可产生酮尿。

(二)检测方法及评价

1.试带法

基于传统的湿化学硝普钠法而设计,是目前临床上最常用的尿酮体筛检方法。检测过程简易快速,尤其适合于床边检验。应注意不同试带对丙酮和乙酰乙酸的灵敏度不一。

2.湿化学法

(1)Rothera法:在碱性条件下,硝普钠可与尿中的乙酰乙酸、丙酮起反应呈现紫色,但不与β-羟丁酸起反应。

(2)Gerhardt法:高铁离子(Fe^{3+})与乙酰乙酸的烯醇式基团发生螯合,形成酒红色复合物。

3.片剂法

基本原理为硝普钠法。

(三)质量控制

细菌在体内外可导致乙酰乙酸的丢失;室温保存,丙酮易丢失,密闭冷藏可避免挥发,但试验时标本应置于室温中恢复温度后再检测。

(四)参考值

定性:阴性。定量:酮体(以丙酮计)170~420 mg/L;乙酰乙酸≤20 mg/L。

(五)临床意义

尿酮体检查主要用于糖代谢障碍和脂肪不完全氧化疾病或状态的诊断,强阳性试验结果具有医学决定价值。

1.糖尿病酮症酸中毒

(1)早期诊断:糖尿病由于未控制或治疗不当,血酮体增高而引起酮症,出现酸中毒或昏迷。尿酮体检查有助于糖尿病酮症酸中毒早期诊断(尿酮体阳性),并能与低血糖、心脑疾病乳酸中毒或高血糖高渗透性糖尿病昏迷相区别(尿酮体阴性)。但应注意,当患者肾功能严重损伤、肾阈值增高时,尿酮体排出反而减低,甚至完全消失。故当临床高度怀疑为糖尿病酮症酸中毒时,即使尿酮体阴性也不能排除诊断,应进一步检查血酮体等。

(2)治疗监测:糖尿病酮症酸中毒早期病例中,主要酮体成分是β-羟丁酸(一般试带法无法测定),而乙酰乙酸很少或缺乏,此时测得结果可导致对总酮体量估计不足。当糖尿病酮症酸中毒症状缓解之后,β-羟丁酸转变为乙酰乙酸,反而使乙酰乙酸含量比急性期早期增高,此时易造成对病情估计过重。因此,必须注意病程发展,并与临床医师共同分析测定结果。当多次检测尿酮体均为阴性时,可视为疾病好转。

(3)新生儿:出现尿酮体强阳性,应怀疑为遗传性疾病。

2.非糖尿病性酮症者

如应激状态、剧烈运动、饥饿、禁食过久、饮食缺乏糖类或为高脂肪类,及患有感染性疾病如肺炎、伤寒、败血症、结核等发热期、严重腹泻、呕吐(包括妊娠反应性)、全身麻醉后等均可出现酮尿。

3.中毒

如氯仿、乙醚麻醉后,磷中毒等。服用双胍类降糖药(如苯乙双胍)等,由于药物抑制细胞呼吸,可出现血糖减低而尿酮体阳性的现象。

五、尿液胆红素检查

(一)概述

血浆胆红素有3种:非结合胆红素、结合胆红素和δ-胆红素。成人每天平均产生 350 mg 胆红素,其中,约 75% 来自衰老红细胞中血红蛋白的分解,另 25% 主要来自骨髓内未成熟红细胞的分解及其他非血红蛋白的血红素分解产物。

非结合胆红素不溶于水,在血中与蛋白质结合不能通过肾小球滤膜。非结合胆红素入肝后在葡萄糖醛酸转移酶作用下形成胆红素葡萄糖醛酸,即为结合胆红素。结合胆红素相对分子质量小,溶解度高,可通过肾小球滤膜由尿中排出。δ-胆红素的反应性与结合胆红素相似,但它是未结合胆红素与清蛋白通过非酶促反应形成的共价结合物,通常在血浆中含量很低。当血中结合胆红素增高,超过肾阈值时,结合胆红素即从尿中排出,尿胆红素试验可呈阳性反应。

(二)检测方法及评价

1.重氮法

干化学试带法多用此原理,操作简单,且可用于尿自动化分析仪,目前多用此法做定性筛检试验,如果反应不典型,应进一步分析鉴定。在尿液 pH 较低时,某些药物或其代谢产物如吡啶和依托度酸可引起假阳性反应;尿蓝母产生橘红色或红色而干扰结果。维生素 C 浓度达 1.42 mmol/L 和亚硝酸盐存在时,可抑制重氮反应而假阴性。

2.氧化法

Smith 碘环法最为简单,但灵敏度低,目前已很少使用;Harrison 法操作稍繁,但灵敏度较高。

(三)质量控制

胆红素在阳光照射下易转变为胆绿素,因此检测时应使用新鲜尿液标本。为避光,宜用棕色容器收集标本。维生素C、亚硝酸盐和某些药物可引起假阴性结果。

(四)参考值

定性:阴性。

(五)临床意义

尿胆红素检测主要用于黄疸的诊断和黄疸类型的鉴别诊断。

1.胆汁淤积性黄疸

胆汁淤积性黄疸又称阻塞性黄疸,因胆汁淤积使肝胆管内压增高,导致毛细胆管破裂,结合胆红素不能排入肠道而逆流入血由尿中排出,故尿胆红素测定呈阳性。可见于各种原因引起的肝内或肝外、完全或不完全梗阻,如胆石症、胆管癌、胰头癌、原发性胆汁性肝硬化、门脉周围炎、纤维化及药物所致胆汁淤滞等。

2.肝细胞性黄疸

肝细胞性黄疸见于各种使肝细胞广泛损害的疾病,如急性黄疸型肝炎、病毒性肝炎、肝硬化、中毒性肝炎、败血症等。因肝细胞损伤,致使肝细胞对胆红素的摄取、结合、排泄功能受损。肝细胞摄取血浆中未结合胆红素能力减低,使非结合胆红素在血中浓度增高,但受损的肝细胞仍能将非结合胆红素转变为结合胆红素。在病毒性肝炎黄疸前期,当血清总胆红素增高或黄疸不明显时,尿胆红素阳性为最早出现阳性的检测指标之一,阳性率达86%,因此,尿胆红素的检测有利于病毒性肝炎的早期诊断。

3.溶血性黄疸

由于大量红细胞的破坏,形成大量的非结合胆红素,超过肝细胞的摄取、结合、排泄能力;同时,由于溶血性造成的贫血缺氧和红细胞破坏产物的毒性作用,削弱了肝细胞对胆红素的代谢功能,使非结合胆红素在血中潴留而引起黄疸。但肝细胞将非结合胆红素转变为结合胆红素,并经胆管排泄均正常,因而血液中并无结合胆红素存在,故尿胆红素测定呈阴性。溶血性黄疸可见于各种溶血性疾病。

4.先天性高胆红素血症

如:①Dubin-Johnson综合征;②Rotor综合征;③Gilbert综合征;④Crigler-Najjar综合征。

六、尿液尿胆原和尿胆素检查

(一)概述

结合胆红素排入肠腔转化为尿胆原,从粪便中排出为粪胆原。大部分尿胆原从肠道重吸收经肝转化为结合胆红素再排入肠腔,小部分尿胆原从肾小球滤过或肾小管排出后即为尿胆原。无色尿胆原经空气氧化及光线照射后转变成黄色的尿胆素。尿胆红素、尿胆原及尿胆素俗称尿三胆。由于送检的标本多为新鲜尿标本,尿胆原尚未氧化成尿胆素,故一般检查胆红素和尿胆原,又俗称尿二胆。

(二)检测方法

1.尿胆原

(1)湿化学 Ehrlich 法:尿胆原在酸性溶液中,与对二甲氨基苯甲醛反应,生成樱红色化合物。

(2)试带法:检测原理基于 Ehrlich 法。尿胆原检测已成为尿分析仪试带法分析项目组合之一,用于疾病的尿筛检。Ehrlich 醛反应方法可用于定性和定量检测。

2.尿胆素

用湿化学 Schleisinger 法。

(三)参考值

尿胆原定性:阴性或弱阳性(1∶20 稀释后阴性)。尿胆素定性:阴性。

(四)临床意义

尿胆原检查结合血清胆红素、尿胆红素和粪胆原等检查,主要用于黄疸的诊断和鉴别诊断。

1.溶血性黄疸

因体内有大量红细胞破坏,使血中非结合胆红素含量增高,导致肝细胞代偿性产生更多的结合胆红素,从胆道排入肠道也增高,致尿胆原增高,粪胆原随之增高,粪色加深。尿液尿胆原呈明显强阳性,尿胆素呈阳性。可见于各种先天性或后天获得性溶血性疾病,如珠蛋白生成障碍性贫血、遗传性球性红细胞增多症、自身免疫性溶血性贫血、新生儿溶血、输血后溶血、蚕豆病、蛇毒、阵发性睡眠性血红蛋白尿等,也可见于大面积烧伤等。

2.肝细胞性黄疸

因肝功能障碍,使胆素原肠-肝循环受损,尿胆原可轻度或明显增高,尿胆素测定呈阳性。在反映肝细胞损伤方面,尿胆原比尿胆红素更灵敏,是早期发现肝炎的简易有效的方法。

3.梗阻性黄疸

因无胆红素排入肠腔,粪便呈白陶土色,尿胆原呈阴性,尿胆素亦呈阴性。对黄疸患者,应首先确定高胆红素的类型,再确定黄疸的病因。从实验室检查入手,结合血清胆红素定量、尿胆红素、尿胆原、尿液和粪便颜色,对溶血性黄疸的诊断无太大困难。其典型特征如下:血清非结合胆红素增高,结合胆红素正常,尿色深黄,粪便颜色加深,尿胆原呈强阳性,尿胆红素呈阴性,尿隐血呈阳性。但肝细胞性与胆汁淤积性黄疸在鉴别上常有一定难度。尿胆红素阳性是其共同特征,某些病例可从尿胆原的检查上加以区别。如胆总管癌、胰头癌和胆管炎所引起的完全或部分阻塞性黄疸,因胆汁排入肠腔障碍,致尿胆原生成减低,尿胆原减低或呈阴性。当然,在临床上还需结合影像诊断检查和其他辅助检查。

七、尿血红蛋白检查

(一)概述

血红蛋白为含血红素的色素蛋白,正常人血浆中含有 50 mg/L 游离血红蛋白,尿中无游离血红蛋白。当有血管内溶血时,红细胞破坏,血红蛋白释放入血液形成血红蛋白血症。若血红蛋白超过结合珠蛋白所能结合的量,则血浆存在大量游离血红蛋白,当其量超过 1 000 mg/L 时,血红蛋白可随尿液排出。其特点为外观呈浓茶色、红葡萄酒色或酱油色,隐血试验阳性。

(二)检测方法及评价

1.湿化学法

常用邻联甲苯胺法、氨基比林(匹拉米洞)法等,操作简单,但试剂稳定性差,特异性较低;尿液中混入铁盐、硝酸、铜、锌、碘化物等均可使结果呈假阳性;尿液中含有过氧化物酶或其他对热不稳定酶也可呈假阳性。

2.试带法

基本克服了湿化学法试剂不稳定的弱点,但尿液中含有对热不稳定酶、尿液被氧化剂污染或尿路感染时某些细菌产生过氧化物酶,可致结果呈假阳性;大剂量的维生素 C 或其他还原物质导致假阴性;甲醛可使反应呈假阴性,大量亚硝酸盐则可延迟反应。试带法除与游离血红蛋白反应外,也与完整的红细胞反应,但在高蛋白、高比重的尿液中,红细胞不溶解,试带灵敏度减低。

3.胶体金单克隆抗体法

灵敏度高、特异性强、操作快速、使用方便,基本克服了化学法试带法的缺点。

(三)质量控制

标本应新鲜。湿化学法所用试剂必须准确、可靠,3%过氧化氢易变质、失效,应新鲜配制。为防止假阳性,可将尿液煮沸 2 分钟,破坏尿中白细胞过氧化物酶或其他易热性触酶。

(四)参考值

阴性。

(五)临床意义

尿血红蛋白测定有助于血管内溶血疾病的诊断。引起血管内溶血的主要疾病如下。

1.红细胞破坏

如心脏瓣膜修复术后患者、大面积烧伤、剧烈运动、急行军、严重的肌肉外伤和血管组织损伤。

2.生物因素

疟疾感染、梭状芽孢杆菌中毒。

3.红细胞膜缺陷

因 6-磷酸葡萄糖脱氢酶缺乏如食用蚕豆,服用药物伯氨喹、乙酰苯胺、磺胺、呋喃妥因、非那西汀后。

4.不稳定血红蛋白疾病

接触氧化性药物后。

5.免疫因素

溶血性尿毒症综合征、血栓性血小板减低性紫癜、血型不合输血、温抗体、冷抗体如阵发性寒冷性血红蛋白尿症、阵发性睡眠性血红蛋白尿症及药物诱导的半抗原型(青霉素、甲基多巴型、奎尼丁)自身免疫性溶血性贫血。

八、尿液本-周蛋白检查

(一)概述

本-周蛋白是游离的免疫球蛋白轻链,能自由通过肾小球滤过膜,当浓度增高超过近曲小管重吸收的极限时,可自尿中排出,即本-周蛋白尿。本-周蛋白在

pH 4.9±0.1 条件下,加热至 40～60 ℃时可发生凝固,温度升至 90～100 ℃时可再溶解,而温度减低至 56 ℃左右,又可重新凝固,故又称为凝溶蛋白,此为本-周蛋白的重要特性之一。本-周蛋白主要通过两种机制损伤肾功能:当本-周蛋白通过肾排泄时,本-周蛋白可在肾小管内沉淀,进而引起肾小管阻塞,抑制肾小管对其他蛋白成分的重吸收,损害近曲、远曲小管;其次,κ 轻链相对分子质量小,且具有肾毒性,可直接损害肾小管细胞。

(二)检测方法及评价

1.热沉淀-溶解法

基于本-周蛋白在 56 ℃凝固、100 ℃溶解的特性。本法灵敏度不高,致使假阴性率高。

2.对-甲苯磺酸法

基于对-甲苯磺酸法能沉淀相对分子质量较小的本-周蛋白,而与相对分子质量较大的清蛋白和球蛋白不起反应的原理而测定。本法操作简便、灵敏度高,是较敏感的筛检试验方法。

3.蛋白电泳法

经乙酸纤维素膜电泳,本-周蛋白可在 α_2 至 γ 球蛋白区带间出现"M"带。

4.免疫电泳

样品用量少、分辨率高、特异性强。

5.免疫固定电泳

比区带电泳和免疫电泳更敏感。

6.免疫速率散射浊度法

测试速度快、灵敏度高、精确度高、稳定好,是目前免疫学分析中比较先进的方法。

(三)参考值

阴性。

(四)临床意义

1.多发性骨髓瘤

患者尿中可出现本-周蛋白。99％多发性骨髓瘤患者在诊断时有血清 M-蛋白或尿 M-蛋白。早期尿本-周蛋白可呈间歇性排出,50％病例每天＞4 g,最多达 90 g。

2.巨球蛋白血症

80％的患者尿中有单克隆轻链。

3.原发性淀粉样变性

70％以上的患者血和尿中发现单克隆蛋白,89％患者诊断时血或尿中有单克隆蛋白。

4.其他疾病

μ重链病 2/3 病例有本-周蛋白尿;恶性淋巴瘤、慢性淋巴细胞白血病、转移癌、慢性肾炎、肾盂肾炎、肾癌等患者尿中也偶见本-周蛋白。20％"良性"单克隆免疫球蛋白血症病例可查出本-周蛋白,但尿中含量低,多数<60 mg/L;一些患者有稳定的血清 M 蛋白和尿本-周蛋白,长达 15 年也未发展为多发性骨髓瘤或有关疾患。

第十章

粪 便 检 验

第一节 粪便标本的采集与处理

正常粪便中水分约占 3/4,固体成分约占 1/4,后者包括食物残渣、消化道分泌物、肠道脱落的上皮细胞、无机盐及大量的细菌等。粪便检验的主要目的如下:了解消化道以及肝脏、胆道、胰腺等器官有无炎症、出血、溃疡、肿瘤及寄生虫感染等;根据粪便的性状与组成,判断肝、胆、胰腺等器官的功能;分析有无肠道致病菌或肠道菌群失调,以防治肠道传染病;粪便隐血试验作为消化道恶性肿瘤的过筛试验。

一、标本容器

盛标本的容器应清洁、干燥、有盖,无吸水和渗漏。做细菌学检查时,粪便标本应采集于灭菌、有盖的容器内。

二、标本采集

(一)采集标本的量

一般采集指头大小(3~5 g)的新鲜粪便,盛于清洁、干燥、无吸水性的有盖容器内。细菌学检验时的粪便标本应收集于无菌容器内。

(二)送检时间

标本采集后一般应于 1 小时内检验完毕,否则可因 pH 改变及消化酶的作用等,使有形成分分解破坏及病原菌死亡而导致结果不准确。检查阿米巴滋养体时,应于排便后立即检验,冬季还需对标本进行保温处理。

(三)采集标本的性质

应尽可能挑取含有黏液、脓血等异常成分的粪便。外观无明显异常时,应于粪便内外多点取样。

(四)隐血试验标本

隐血试验时,应嘱咐患者素食 3 天后留取标本,禁服维生素 C 及铁剂等药品。

(五)特殊情况的标本

无粪便排出而又必须检验时,可采用肛门指诊或采便管采集标本。

(六)寄生虫检验标本

检查蛲虫时,需要用透明薄膜拭子或棉拭子于清晨排便前拭取肛门四周,并立即镜检。

(七)24 小时标本

检查胆结石、胰结石、寄生虫体及虫卵计数时,应收集 24 小时内粪便送检。

第二节 粪便理学检验

一、量

粪便量的多少与进食量、食物的种类及消化器官的功能状态有直接关系。进食粗糙粮食及含纤维素较多的食物时,粪便量相对较多;反之,则相对较少。

二、外观

(一)性状

正常成人粪便为成形的黄褐色软便,婴儿粪便多为黄色、金黄色糊状便。

1.黏液便

正常粪便中含有少量黏液,但因与粪便均匀混合而不易被发现。黏液增多提示肠道受刺激或有炎症,常见于各种肠炎、细菌性痢疾及阿米巴痢疾、急性血吸虫病等。小肠炎症时,增多的黏液均匀混合于粪便之中;而来自大肠病变的黏液则一般附着于粪便表面。

2.鲜血便

鲜血便提示下消化道有出血,常见于肛裂、痔疮、直肠息肉及结肠癌等。

3.脓便及脓血便

常见于细菌性痢疾、阿米巴痢疾、溃疡性结肠炎、结肠癌或直肠癌等。其中细菌性痢疾以脓及黏液为主,脓中带血;阿米巴痢疾以血为主,血中带脓,呈暗红色稀果酱样。

4.柏油样便

上消化道出血时,粪便呈黑色或褐色,质软且富有光泽,故称柏油样便。上消化道出血量超过 50 mL 时,可见到柏油样便。服用铁剂、药用炭之后也可排出黑色便,但无光泽,隐血试验为阴性。

5.胨状便

呈黏胨状、膜状或纽带状物,多见于肠易激综合征患者腹部绞痛之后。某些慢性细菌性痢疾患者也可排出类似的粪便,痉挛性便秘时,粪便表面亦可有少量的黏胨。

6.稀糊状或稀汁样便

见于各种因素引起的腹泻,尤其是急性胃肠炎,为肠蠕动亢进或分泌增多所致。

7.白陶土样便

胆道梗阻时,进入肠道的胆汁减少或缺如,粪胆素生成减少甚至缺如,使粪便呈灰白色。主要见于梗阻性黄疸等。钡餐造影后也可使粪便呈现灰白色,但有明显的节段性。

8.米泔样便

呈乳白色淘米水样,多见于霍乱、副霍乱。

9.球形硬便

粪便在肠道内停留过久,水分过度吸收所致。常见于习惯性便秘患者,亦可见于老年人排便无力时。

10.乳凝块状便

婴儿粪便中可见白色、黄色或绿色的乳凝块,提示脂肪或酪蛋白消化不完全,常见于婴儿消化不良等。

(二)颜色

正常人的粪便因含粪胆素而呈黄色或褐色。婴儿的粪便因含胆绿素故呈黄绿色。粪便的颜色易受食物及药物因素的影响。在病理情况下,粪便也可呈现不同的颜色变化(表 10-1)。

表 10-1　粪便颜色改变及可能的原因

颜色	可能的原因
鲜红色	肠道下段出血,如痔疮、肛裂、直肠癌等
暗红色(果酱色)	阿米巴痢疾
白色或灰白色	胆道梗阻、钡餐造影
黄绿色	乳儿的粪便中因含胆绿素而呈现黄绿色
黑色或柏油色	上消化道出血,服(食)用铁剂、动物血、药用炭及某些中药

三、寄生虫与结石

粪便中的较大虫体(如蛔虫、蛲虫、绦虫节片等)肉眼即可以发现。而将粪便过筛冲洗后可发现钩虫、鞭虫等细小虫体。粪便中排出的结石,最重要的是胆结石。另外,还有胰结石、肠结石等。较大者肉眼可见,较小者需用铜筛淘洗粪便后才能发现。

第三节　粪便化学检验

一、隐血试验

胃肠道少量出血时,粪便外观的颜色可无明显变化,因红细胞被溶解破坏,故显微镜也观察不到红细胞,这种肉眼及显微镜均不能证明的出血称为隐血。隐血可以通过隐血试验来证实,用化学法或免疫法等方法来证实隐血的试验,称为隐血试验。

(一)检测原理

1.化学法

利用血红蛋白中的含铁血红素有类似过氧化物酶的作用,最终氧化色原物而使之呈色。目前,临床应用中有以四甲基联苯胺和愈创木酯为显色基质的隐血试带,使用非常方便,患者可自行留取标本进行检测,其可用于大规模胃肠道肿瘤的普查。几种化学法隐血试验的比较见表 10-2。

表 10-2　几种化学法隐血试验的比较

方法	灵敏度(血红蛋白最小检出量)	检出血量	临床应用
邻联甲苯胺法	高,0.2～1 mg/L	1～5 mL	易出现假阳性
还原酚酞法	高,1 mg/L		试剂不够稳定,淘汰
联苯胺法	中,2 mg/L	5～10 mL	试剂有致癌性,淘汰
氨基比林法	中,1～5 mg/L	5～10 mL	灵敏度适中,较适宜
无色孔雀绿法	中,1～5 mg/L,未加入异喹啉时为 6～10 mg/L	5～10 mL	灵敏度适中,较适宜
愈创木酯法	低,6～10 mg/L	20 mL	假阳性极少,假阴性较高

2.免疫法

为了避免诸多因素的影响,目前临床上逐渐推广了免疫学方法,如酶联免疫吸附法、胶体金法、免疫斑点法、胶乳凝聚法及反向间接血凝法等。免疫学方法具有很好的灵敏度,一般粪便中血红蛋白为 0.2 mg/L 或 0.03 mg/g 可得到阳性结果。

(二)方法学评价

1.化学法

操作简单易行,但缺乏特异性和准确性。虽然检测的基本原理相同,但实际应用中受试剂类型、粪便中血红蛋白的多少、过氧化氢的浓度、观察时间、血液在肠道中滞留时间、标本量的多少以及食物、药物等众多因素的影响,而使结果差异较大。

(1)动物性食品可使隐血试验出现假阳性,大量生食蔬菜也可使结果出现假阳性。

(2)如服用大量维生素 C 可出现假阴性,血液在肠道中停留过久,血红蛋白被细菌降解也会导致假阴性等。

因此,采用此类方法检验隐血前,要求患者素食 3 天,并且不要服用维生素 C 等还原性的药物。

2.免疫学

具有快速、方便、灵敏度和特异性高等众多优点,但在临床使用中也存在假阳性与假阴性。

(1)假阳性:因灵敏度过高而引起。一些胃肠道生理性失血(<2 mL/24 h),或服用刺激胃肠道的药物引起的消化道出血(2～5 mL/24 h)可为阳性。

（2）假阴性：消化道出血后，血红蛋白在胃肠道中被消化酶及细菌作用后分解而使免疫原性减弱、消失或改变，而出现假阴性。故免疫学法主要用于下消化道出血检验，而 40％～50％上消化道出血不能检出；大量出血时，血红蛋白（抗原）浓度过高造成的与单克隆抗体不匹配（即后带现象），亦可出现假阴性。

（三）参考值

阴性。

（四）临床意义

消化道疾病如消化道溃疡的药物（如阿司匹林、糖皮质激素、吲哚美辛等）对胃黏膜的损伤、肠结核、克罗恩病、溃疡性结肠炎、钩虫病、结肠息肉以及消化道肿瘤（如胃癌、结肠癌等），粪便隐血试验常为阳性。

消化道溃疡经治疗后粪便颜色已趋正常，但隐血试验阳性仍可持续 5～7 天，隐血试验转为阴性可作为判断出血完全停止的可靠指标。隐血试验可作为消化道恶性肿瘤普查的一个筛选指标，其连续检测对早期发现结肠癌、胃癌等恶性肿瘤有重要的价值。

二、脂肪

粪便脂肪检查常采用称量法、滴定法。在普通膳食情况下，脂肪占粪便干重的 10％～20％。正常成人 24 小时粪便中的脂肪总量为 2～5 g，如果超过 6 g，则称为脂肪泻，常见于梗阻性黄疸、慢性胰腺炎、胰腺癌、胰腺纤维囊性病以及小肠病变等。

三、胆色素

（一）粪便胆红素

正常人粪便胆红素为阴性。婴幼儿因正常肠道菌群尚未建立，粪便胆红素常为阳性，粪便可呈金黄色。成年人可因大量应用抗生素、严重腹泻、肠蠕动加速等使胆红素也为阳性。

（二）粪胆原

正常人 100 g 粪便中粪胆原含量为 75～350 mg。粪便中粪胆原含量在梗阻性黄疸时明显减少，并与梗阻程度密切相关；而各种溶血性疾病，如阵发性睡眠性血红蛋白尿症、珠蛋白生成障碍性贫血、自身免疫性溶血性贫血、蚕豆病、血型不合的输血反应及疟疾等可表现为强阳性。

（三）粪胆素

正常人胆汁中的胆红素在肠道经细菌作用后转变成尿（粪）胆原，尿胆原除部分被肠道重吸收进入肠肝循环外，大部分在结肠被氧化为粪胆素，并随粪便排出体外。胆道梗阻时，粪便中无粪胆素而呈白陶土色，氯化高汞试验为阴性反应。

第四节　粪便显微镜检验

一、操作方法

最常用的方法是粪便生理盐水涂片检验。滴加 1～2 滴生理盐水在载玻片上，以竹签挑取含有黏液或血液等可疑部分的少量粪便，若外观无异常则需粪便内外多点取材，混悬于生理盐水中制成涂片，厚度以通过悬液能看清纸上的字迹为宜。加上盖玻片，镜检时先用低倍镜观察全片，观察有无寄生虫卵、原虫及其包囊等，再用高倍镜仔细寻找和观察病理性成分的形态结构。进行显微镜检验时，原则上要观察 10 个以上的高倍视野，并按表 10-3 方式报告结果。

表 10-3　粪便中镜检细胞报告方式

10 个以上高倍镜视野所见情况	报告方式（/HP）
仅看到 1 个某种细胞	偶见
有时不见，最多见到 2～3 个	0～3
最少可见 5 个，最多 10 个	5～10
细胞数大多超过 10 个	多数
细胞均匀布满视野不能计数	满视野

二、细胞检查

（一）白细胞

正常粪便中偶可见到白细胞，主要是中性粒细胞。肠道炎症时，其数量增多，并且与炎症轻重程度及部位相关。在肠道寄生虫感染（尤其是钩虫病及阿米巴痢疾时）和患过敏性肠炎时，粪便中可见到较多的嗜酸性粒细胞。

(二)红细胞

正常粪便中无红细胞,上消化道出血时,红细胞在胃及肠道中被消化液破坏,必须通过隐血试验来证实。而下消化道的病变,如炎症、痔疮、直肠息肉、肿瘤及其他出血性疾病时,可见到多少不等的红细胞。

(三)大吞噬细胞

在细菌性痢疾时,常可见到较多的吞噬细胞。因此,吞噬细胞可作为诊断急性细菌性痢疾的依据;吞噬细胞也可见于急性出血性肠炎或偶见于溃疡性结肠炎。

(四)上皮细胞

在生理条件下,少量脱落的肠道上皮细胞大多被破坏,故正常粪便中很难发现。在结肠炎症,如坏死性肠炎、霍乱、副霍乱、假膜性肠炎等时上皮细胞数量增多。其中以假膜性肠炎的肠黏膜柱状上皮细胞增多最明显。

三、食物残渣检查

(一)脂肪

粪便中的脂肪有中性脂肪(脂肪小滴)、游离脂肪酸和结合脂肪酸 3 种形式。正常情况下,食入的脂肪经胰脂肪酶消化分解后大多被吸收,故粪便中很少见到。镜检脂肪小滴＞60 个/高倍镜视野,为脂肪排泄增多,多见于腹泻、梗阻性黄疸及胰腺外分泌功能减退等。粪便量多、泡沫状、灰白色、有光泽、恶臭是慢性胰腺炎的粪便特征,镜检时可见较多的脂肪小滴。

(二)淀粉颗粒

正常粪便中较少见。碳水化合物消化不良及腹泻患者的粪便中可大量出现。

(三)肌肉纤维

正常人大量食肉后,粪便中可看到少量黄色、柱状、两端圆形、有不清楚横纹的肌肉纤维,但在一张标准盖玻片(18 mm×18 mm)范围内不应多于 10 个。肌肉纤维增多可见于腹泻、肠蠕动亢进或蛋白质消化不良等。胰腺外分泌功能减退时,肌肉纤维增多,且其横纹易见,如果见到细胞核,则是胰腺功能障碍的佐证。

(四)结缔组织

结缔组织为无色或微黄色、成束且边缘不清的线条状物。于玻片上加入数滴 5 mol/L 乙酸后,弹力纤维可变得非常清晰;而胶原纤维变得膨大。在正常情况下结缔组织少见,胃蛋白酶缺乏时可较多地出现。

(五)植物纤维及植物细胞

植物细胞的形态多种多样,可呈多角形、圆形、长圆形、双层胞壁等,细胞内有时含有淀粉颗粒或叶绿素小体。植物纤维导管常为螺线形,而植物毛则是一端呈尖形的管状、细长、有强折光的条状物。

四、结晶

正常人粪便中可见到多种结晶,如草酸钙、磷酸钙、碳酸钙等结晶,一般无临床意义。病理性结晶有以下 3 种。

(一)夏科-雷登结晶

夏科-雷登结晶为菱形无色透明结晶,其两端尖长、大小不等、折光性强,是嗜酸性粒细胞破裂后嗜酸性颗粒相互融合形成,多见于阿米巴痢疾及过敏性肠炎患者的粪便中。

(二)血红素结晶

斜方形结晶,棕黄色,不溶于氢氧化钾溶液,遇硝酸呈青色,见于胃肠道出血后的粪便内。

(三)脂肪酸结晶

脂肪酸吸收不良所致,多见于梗阻性黄疸患者。

五、病原生物

(一)细菌

成人粪便中主要的菌群是大肠埃希菌、肠球菌和厌氧菌,约占 80%。另外,还有少量的产气杆菌、变形杆菌、芽孢菌及酵母等。健康婴幼儿粪便中主要是双歧杆菌、拟杆菌、肠杆菌、肠球菌、葡萄球菌等。成人粪便中,菌量与菌谱处于相对稳定状态,保持着细菌与宿主之间的生态平衡。粪便中球菌和杆菌的比例大约为 1∶10。长期使用广谱抗生素、免疫抑制剂及慢性消耗性疾病患者可发生肠道菌群失调,引起革兰氏阴性杆菌数量严重减少甚至消失,而葡萄球菌或真菌等明显增多,粪便中球菌/杆菌比值变大。粪便涂片染色后油镜观察可初步判断细菌的种类,但确证需通过细菌培养与鉴定。采用粪便悬滴检验和涂片染色筛选霍乱弧菌。

(二)真菌

正常粪便中少见,应排除容器污染或粪便显露室温下过久污染所致。真菌孢子直径为 $3\sim 5\ \mu m$,椭圆形,有较强的折光性,革兰氏染色阳性,大都有菌丝同时出现。一般见于应用大量抗生素所致的肠道菌群紊乱,引起真菌性二重感染。

(三)寄生虫卵

粪便涂片中可见到蛔虫卵、鞭虫卵、钩虫卵、蛲虫卵、血吸虫卵、肺吸虫卵、肝吸虫卵、姜片虫卵等。检测时,要注意虫卵的大小、色泽、形状、卵壳厚薄及内部结构等多方面特点,认真观察后予以鉴别。临床上常采用饱和盐水漂浮法、离心沉淀法、静置沉淀集卵法等方法来提高阳性检出率。

(四)肠道原虫

1.溶组织阿米巴

取新鲜粪便的脓血黏液部分进行粪便镜检可见到滋养体,并可找到包囊。

2.蓝贾第鞭毛虫

滋养体的形态如纵切的半个去核的梨,前端钝圆,后端尖细,背面隆起而腹面凹陷,两侧对称形似勺形,腹部前半部有吸盘,借此可吸附于肠黏膜上。

3.隐孢子虫

除粪便常规检验外,常用改良抗酸染色法、金胺-酚-改良抗酸染色法等方法来提高阳性检出率。

4.人芽孢子虫

人芽孢子虫与白细胞及原虫包囊形态十分相似,这时可借破坏试验来进行鉴别,即用水代替生理盐水迅速做显微镜检验,人芽孢子虫遇水被破坏而消失,白细胞与原虫则因不易破坏而仍可看见。

第十一章

精液检验

第一节　精液标本的采集与处理

一、标本采集

采集标本前应禁欲 3～5 天,采前排净尿液;将一次射出的全部精液直接排入洁净、干燥的容器内(不能用乳胶避孕套)。采集微生物培养标本需无菌操作。送检时间不超过 1 小时。

二、标本运送

精液采集后应立即保温送检(<1 小时)。温度低于 20 ℃或高于 40 ℃影响精子活动。

三、标本采集次数

一般应间隔 1～2 周检查 1 次,连续检查 2～3 次。

第二节　精液理学检验

一、外观和气味

正常人刚射出的精液一般为微浑浊的灰白色,有一股腥味,自行液化后为半透明的乳白色,久未射精者的精液可略显浅黄色。红色或酱油色精液见于前列腺和精囊腺炎症、结核、肿瘤或结石;黄色脓性精液见于前列腺炎或精囊炎。

二、精液量

通常用规格为 10 mL 刻度吸管测定精液全量。正常男性一次排精量为 2～6 mL，平均 3.5 mL。精液量＜1 mL 或＞8 mL，即可视为异常，不利于生育。

三、精液液化时间

精液液化时间指新排出的精液由胶冻状转变为自由流动状态所需的时间。室温下正常精液常在排出后 30 分钟内自行液化。刚离体的精液由于精囊腺分泌的凝固蛋白作用而呈稠厚的胶冻状，在前列腺分泌的蛋白分解酶作用下逐渐液化。若超过 60 分钟仍未液化，则称为精液迟缓液化症。前列腺炎时，可引起蛋白酶缺乏，导致液化时间延长，甚至不液化，抑制精子活动力，从而减少受孕机会。

检测方法：常用吸管法，刚排出的精液较为稠厚，一般难以吸入吸管，置 37 ℃水浴中，每 5 分钟检查 1 次，直至液化，记录凝固精液至完全液化的时间。

四、精液黏稠度

精液黏稠度是指完全液化后的黏度。黏稠度增加的精液常伴有不液化，影响精子活力，致使精子穿透障碍；黏稠度下降，见于先天性无精囊腺及精子浓度太低或无精子症。检测方法包括以下 2 种。

(一)直接玻棒法

将玻棒插入精液标本，提棒时可拉起黏丝，正常精液黏丝长度不超过 2 cm。黏稠度增加时，精液悬滴可形成长于 2 cm 的长丝。

(二)黏度计法

测定 0.5 mL 精液通过黏度计所需的时间即为精液黏稠度。

五、精液酸碱度(pH)

用精密 pH 试带或酸度计在射精后 1 小时内测定。正常精液 pH 为 7.2～7.8。pH＜7.0，伴少精症，常反映输精管道阻塞、先天性精囊缺如或附睾病变；pH＞8.0，常见于急性前列腺炎、精囊炎或附睾炎。

第三节 精液化学检验

一、精浆果糖测定

(一)测定方法及评价

1.间苯二酚比色法

9.11~17.67 mmol/L,国内常用此法。

2.吲哚显色法

1 次射精≥13 μmol,本法为世界卫生组织推荐方法。

(二)临床意义

(1)先天性精囊腺缺如,果糖为阴性。

(2)精囊腺炎时,果糖含量减低。

(3)在无精症和射精量少于 1 mL 者,若精浆中无果糖为精囊阻塞,有果糖则为射精管阻塞。

二、精浆 α-葡糖苷酶测定

(一)测定方法及评价

比色法可测定精浆中 α-葡糖苷酶的活性。葡萄糖氧化酶法测定葡萄糖的生成量,反映 α-葡糖苷酶的活性。国内临床上较为常用。

(二)临床意义

精浆 α-葡糖苷酶活性在一定程度上可反映附睾的功能状态。对某些与附睾有关的不育症,如阻塞性无精子症,α-葡糖苷酶活性下降,具有肯定性诊断价值;对鉴别输精管阻塞病变与睾丸生精障碍所致的无精子症具有一定意义。

三、精浆乳酸脱氢酶同工酶-X(LDH-X)测定

(一)测定方法及评价

LDH-X 的电泳位置在 LDH_3-LDH_4 之间。其活性测定多采用聚丙烯酰胺凝胶电泳、酶联染色及光度计扫描法,求得其相对百分率。国内临床上较为常用。

(二)参考值

LDH-X 相对活性≥42.6％。

(三)临床意义

精子发生缺陷时无 LDH-X 形成。少精或无精者可致 LDH-X 活性减低,精液常规检查正常的不育患者,也可因 LDH-X 活性下降而引起不育。

四、精浆酸性磷酸酶测定

(一)参考值

80～1 000 U/mL(速率法);每次射精＞200 U(β-硝基酚法)。

(二)临床意义

前列腺炎时,精浆酸性磷酸酶活性减低;前列腺癌和前列腺肥大时,精浆酸性磷酸酶活性增高。

第四节　精液显微镜检验

一、涂片检查

精液液化后,取 1 滴混匀的精液置于载玻片上,通常在低倍镜下粗略观察有无精子,是活动精子还是不活动精子。若遇无精子症,应将标本离心 15 分钟后取沉淀物重复检查。

二、检测指标

(一)精子活动率

精子活动率是对精子活力的定性检查。

1.检测方法

取液化均匀的精液 1 滴置载玻片上,加盖玻片放置片刻,在高倍镜下观察 100 个精子,计数活动精子与不活动精子的比例即为精子的活动率。

2.参考值

正常人精液在排精 30～60 分钟内 80％～90％,精子活动率应至少＞60％。

(二)精子存活率

精子存活率是对精子存活率的观察。

1.检测方法

取液化均匀的精液 1 滴置载玻片上,加等量染色液(伊红 Y、台盼蓝等)混匀,放置片刻,推成薄片,在高倍镜下观察计数 100 个精子中不着色的精子与着色精子的比例即为精子的存活率。一般精子死亡后,细胞膜的完整性受损,失去屏障功能,易于着色。

2.参考值

有生育力男性精子存活率应≥58%(伊红染色法)。

(三)精子活动力

精子活动力指精子向前运动的能力,是直接反映精子质量的一项指标。

1.检测方法

取液化均匀的精液 1 滴置载玻片上,盖上盖玻片,放置片刻,在高倍镜下观察 5～10 个视野,计数 100 个精子并进行活动力分级,以百分率表示。

2.结果判断

世界卫生组织建议将精子活动力分为 4 级。

(1)快速前向运动(Ⅲ级:直线运动)。

(2)慢或呆滞的前向运动(Ⅱ级:运动缓慢)。

(3)非前向运动(Ⅰ级:原地运动)。

(4)不动(0 级:不活动)。

3.参考值

世界卫生组织规定正常生育者精子活动力:射精后 60 分钟内,a 级精子应＞25%;或 a 和 b 级精子的总和＞50%。

4.临床意义

精子活动率减低,精子存活率减低,0 级、Ⅰ级精子 40% 以上,见于精索静脉曲张,泌尿生殖系统感染如前列腺炎等及使用某些药物如抗疟药、雌激素等。

三、精子计数

精子计数是指单位体积中的精子数,即精子浓度。精子计数乘以 1 次射精量,即 1 次射精的精子总数。测定方法及评价如下。

(一)粗略估计法

取液化均匀的精液 1 滴置载玻片上,盖上盖玻片,放置片刻,在高倍镜下观察 5 个视野,取每个视野的精子平均数×10^9,即为大概精子数。该法操作简便,但只能作粗略估计。

(二)精确计数法

(1)血细胞计数板计数:只能用于精子数量的观察,不能同时进行精子活动率和活动度、运动轨迹和速度的检查等。

(2)Makler 精子计数板:它的特点是简便、快速,精液不需要稀释,一次加样不但可以计数精子密度,还可以分析精子的活动力和活动率。

(3)计算机辅助精液分析系统:是利用图像和计算机视屏技术来进行精子计数。利用计算机辅助精液分析系统计数精子简单、快速,但易受精液中细胞成分和非精子颗粒物质的影响。

(三)参考值

精子总数≥$39×10^6$/次,精子浓度≥$15×10^9$/L。

(四)临床意义

精子数量减低可见于:精索静脉曲张;先天性或后天性睾丸疾病,如睾丸畸形、萎缩、结核、淋病、炎症等;输精管或精囊缺如;重金属损害,如铅、镉中毒或放射性损害;某些药物,如抗癌药等或长期服用棉酚;50 岁以上男性精子数逐年减少。

四、精子形态检查

(一)检测方法及评价

1.涂片染色检查

将精液涂成薄片,干燥、固定后进行苏木精-伊红染色,或不固定直接进行瑞氏-吉姆萨染色,油镜下计数 200 个精子,报告正常或异常精子的百分率。本法不需特殊设备,目前临床上多用此法进行精子形态观察。

2.相差显微镜检查

用相差显微镜直接对新鲜精液湿片观察。本法操作较简单,但需特殊设备,目前在临床上开展较少。

(二)精子形态

1.正常形态

正常精子形似蝌蚪状,由头、体(颈、中段)、尾三部分构成。头部正面呈卵圆形,侧面呈扁平梨形;体部轮廓直而规则,长 5~7 μm,宽 1 μm;尾部细长,一般长 50~60 μm。

2.异常形态

(1)头部异常包括大头、小头、锥形头、梨形头、无定形头等。

(2)体部异常:主要指肿胀和不规则。

(3)尾部异常包括短尾、多尾、发夹状尾及断尾等。

3.临床意义

正常精液中的异常精子应<20%。超过40%即会影响到精液质量,超过50%常可导致不育。感染、外伤、高温、放射线、酒精中毒、药物和精索静脉曲张均可使畸形精子数量增加。

五、其他细胞

(一)未成熟生殖细胞

未成熟生殖细胞是指各阶段发育不完全的生精细胞,包括精原细胞、初级精母细胞、次级精母细胞及发育不全的精子细胞。参考值:未成熟生精细胞<1%。临床意义:正常人成熟精细胞>99%,在病理状况下,当曲细精管受损(如药物或其他因素),精液中可出现较多的未成熟生精细胞。

(二)红细胞、白细胞、上皮细胞

1.红细胞(偶见)和白细胞

正常<5个/高倍镜视野。在患生殖道炎症、结核、恶性肿瘤时,精液中红、白细胞数可增高。

2.上皮细胞

正常偶尔可见前列腺上皮细胞,增多见于前列腺增生。

(三)癌细胞

精液中查见癌细胞将对生殖系统恶性肿瘤的诊断提供重要依据。

第五节　精液免疫学检验

一、抗精子抗体

(一)混合抗免疫球蛋白试验

用混匀的未加处理的新鲜精液,与包被 IgG 的胶乳粒或绵羊红细胞混合,再加入特异的单克隆抗 IgG 抗血清。若胶乳粒和活动精子之间形成混合凝集即表示精子表面存在 IgG 抗体。

1.参考值

阴性。

2.临床意义

≥50％的精子与颗粒黏附,可能为免疫性不育;10％～50％的精子与颗粒黏附,可能为免疫性不育。

(二)免疫珠试验

免疫珠是兔抗人免疫球蛋白与聚丙烯酰胺通过共价结合的一种微球,此试验可同时检测 IgG、IgA、IgM 类型的抗体。

1.参考值

免疫珠黏附率＜20％。

2.临床意义

黏附率≥20％为免疫珠黏附阳性,但此时,精子在子宫颈黏液中的穿透和体内受精无明显受损倾向;黏附率≥50％有临床意义。

(三)精子凝集试验

血清、生殖道分泌物中存在的 AsAb 与精子膜上抗原相结合,精子可出现各种各样的凝集现象,如头-头,头-尾,尾-尾凝集。

1.参考值

阴性。

2.临床意义

阳性结果提示血清、生殖道分泌物中存在 AsAb。

二、精浆免疫抑制物质

临床意义:人类精液中含有 30 余种抗原,因其含有免疫抑制物质,故当精液进入女性生殖道后通常不会引起免疫应答。免疫抑制物质减低可见于不育症、习惯性流产、配偶对丈夫精液过敏等。

三、精浆免疫球蛋白测定

临床意义:AsAb 阳性者,IgM 增高;生殖炎症时,分泌型 IgA 增高。

第六节 精子功能检验

一、检测方法

将精子置入低渗溶液中,由于渗透压改变,精子为维持内外体液间的平衡,水分可通过精子膜进入精子,由于精子尾部的膜更柔软、疏松,所以尾部可肿胀/弯曲。用相差显微镜观察,计算100～200个精子中出现肿胀的百分率。

二、结果判断

a 型,未出现肿胀;b 型,尾尖肿胀;c 型,尾尖弯曲肿胀;d 型,尾尖肿胀伴弯曲肿胀;e 型,尾弯曲肿胀;f 型,尾粗短肿胀;g 型,全尾部肿胀。

三、参考值

g 型肿胀精子率>50%。

四、临床意义

精子尾部低渗肿胀试验可作为体外精子膜功能及完整性的评估指标,预测精子潜在的受精能力。有研究表明,不育症的精子尾部肿胀率明显减低。

第十二章

脱落细胞学检验

第一节　肺部脱落细胞检验

肺部脱落细胞学检查是诊断早期肺癌的非常重要的方法之一。肺癌的早期诊断可以根据早期临床症状、痰液涂片检查、X线检查及纤维气管镜等多方面配合进行。

采集痰液的方法及质量直接影响痰检查的阳性率。采集痰液的基本要求如下：①痰液必须是从肺的深部咳出；②痰液必须新鲜。

从肺内咳出的痰液需经过气管、喉、咽，从口腔排出，故痰液成分实际上是由上、下呼吸道和口腔等分泌物混合而组成。正常痰涂片多以鳞状上皮细胞为主，主要为表层细胞，少见中层细胞，只有当口腔或咽部有炎症或溃疡时，才可见少量底层细胞。若痰是由肺部咳出，则可见尘细胞和大量纤毛柱状细胞。

在患支气管炎、支气管扩张、哮喘、肺气肿、肺炎及肺结核等急性和慢性炎症或感染性疾病时，痰液检查以炎性改变为主。炎症病变时，假复层纤毛柱状上皮细胞的改变有固缩退变，可以出现多核的纤毛柱状细胞、核增大的柱状上皮细胞，还可见上皮细胞增生、储备细胞增生、增生的细支气管及肺泡管上皮细胞、鳞状化生细胞及纤毛柱状上皮细胞衰变等。而有炎症病变时，鳞状上皮细胞的改变有退变性及出现巴氏细胞。有炎症时可见其他的炎症细胞，如多数中性粒细胞、大量嗜酸性粒细胞和夏科-莱登结晶及淋巴细胞。有慢性炎症时，可见黏液管型。痰液内有时可见植物细胞（口腔内食物碎屑）、钙化凝结物（肺结核、肺乳头状腺癌等），还可以见一些非致病菌（新型隐球菌或放线菌等）。

肺部常见的非肿瘤性其他疾病包括肺脓肿、肺梗死、肺肉芽肿性疾病、寄生虫性疾病、病毒性疾病及各种真菌性肺部感染。在病毒性肺部疾病如巨细胞病毒、副流感病毒、单纯疱疹病毒、呼吸道合胞病毒、腺病毒、麻疹病毒感染时,纤毛柱状细胞胞质内或细胞核内出现嗜酸性或嗜碱性包涵体。肺部的良性肿瘤包括错构瘤、胸腺纤维瘤等。

三、肺部原发性肺癌脱落细胞

原发性肺癌根据原发肿瘤的组织来源和分化程度,从细胞学角度分为鳞状细胞癌、腺癌、未分化癌、混合型癌(腺鳞状细胞癌)和其他类型癌。

(一)鳞状细胞癌

鳞状细胞癌最常见,主要发生在大支气管即段支气管以上的支气管黏膜鳞状化生上皮。脱落细胞学主要取决于表面的癌细胞的分化程度,而深部的癌细胞很少脱落,因此,通过细胞学检查确定癌的分化程度有些困难。

1.细胞大小和形状异常

癌细胞的大小和形状变异很大,可呈圆形、梭形、多角形及奇形怪状,如蛇形、蝌蚪形、纤维形癌细胞等,这些细胞实质上是癌珠周围的细胞,是浸润性鳞状细胞癌特征,原位癌很少出现。涂片中可为单个或三五成群,细胞呈单层,少有重叠或立体状结构,和腺癌细胞相区别。

2.细胞核的异常

鳞状细胞癌细胞的核大小不一、形状多变。可呈圆形或卵圆形,还可出现不规则形的畸形核。核内结构不清,成团块状或墨水滴样,染色深。痰中常见,而在针吸细胞中较少见。某些癌细胞核结构清晰可见,甚至可见核仁,容易误认为腺癌。

3.胞质的异常

胞质丰富,边界较清楚,结构致密而厚。角化癌细胞胞质着橘黄色(巴氏染色),未发生角化癌细胞胞质着蓝色(巴氏染色)。有时癌细胞完全角化,核溶解消失,转变成无核的影细胞,这是角化性鳞状细胞癌的重要依据。

4.细胞吞噬细胞

细胞吞噬细胞是指一个大癌细胞的胞质内出现一个小的癌细胞,将大癌细胞核挤压成半月形,核偏位,2个癌细胞间常出现半月形空晕。可能是细胞异常分裂,也可能是吞噬现象。此现象反映细胞生长活跃,是细胞相互挤压的结果,对诊断癌细胞有重要意义。

肺鳞状细胞癌的一个主要特点是癌组织各部分分化程度很不一致。根据少数脱落细胞来诊断肿瘤的分化程度有些困难。来自表面衰老的癌细胞的角化或其趋势比较明显,易诊断为高分化鳞状细胞癌,而支气管刷片,由于细胞来自活跃的部分,易诊断为低分化鳞状细胞癌。故认为根据细胞学的特点,不必过分强调癌细胞的分化程度。痰内找到鳞状细胞癌细胞需排除来自口腔、咽、喉、食管或较少见的子宫颈。气管或其他部位的鳞状细胞癌转移至肺后,才能诊断。

(二)腺癌

腺癌多发生于小支气管,尤以周围型肺癌为多见。根据起源支气管大小和形态分为支气管腺癌及支气管肺泡细胞癌。

1.支气管腺癌

多数起源于小支气管上皮细胞,也可来自黏液腺。世界卫生组织将此型分为乳头状细胞癌、腺泡细胞癌和伴有黏液分泌的实性癌3个亚型。前两者细胞学上没有本质的区别。

分化较好的腺癌细胞以成群脱落为主,细胞群较大,并且细胞互相重叠,呈立体结构。分化差的腺癌单个癌细胞增多,细胞群较小而少,结构亦松散。

单个癌细胞通常为圆形或卵圆形,偶见柱状细胞。细胞核呈圆形或卵圆形,偏位,核膜明显呈折叠或呈锯齿状,染色质呈颗粒状,常见双核或多核细胞。有一个或多个较明显的核仁。胞质常见许多小空泡,偶见较大的空泡。

支气管刷片特点为多成群出现,染色质主要聚集于核膜下,核仁明显。

2.支气管肺泡细胞癌

由Ⅱ型肺上皮或细支气管上皮起源,同支气管腺癌形态相似。其特点如下。

(1)癌细胞大小较一致,常呈圆形或卵圆形,异形性不明显。常成群出现,细胞群界线清楚,群内细胞数不多,一般在20个以内,很少超过50个细胞。细胞核呈圆形,有1~2个小核仁。胞质较少,染色较浅。

(2)癌细胞常和大量肺泡吞噬细胞同时存在,肺泡灌洗液对本病诊断有价值。

需与成群脱落的支气管上皮细胞相鉴别,病毒感染时,低分化鳞状细胞癌细胞需与柱状上皮细胞相鉴别。

(三)未分化癌

1.未分化小细胞癌

未分化小细胞癌是恶性程度较高的一类肺癌,多数为中央型,发生转移较早。癌细胞体积小,比淋巴细胞稍大。成群脱落时,为结构松散的细胞群,细胞边界不明显,亦可单个出现。细胞核形状不规则,核染色质呈颗粒状,退变癌细胞核结构不清,染色很深,呈墨水滴样,无核仁。胞质很少,略呈嗜碱性。核质比明显增大。癌细胞排列方向不一,可常随黏液丝排列。

也有些癌细胞稍大,胞质也较多,核固缩的细胞较少见。须与淋巴细胞、基底细胞增生、恶性淋巴瘤和腺样囊腺癌(于支气管刷片中)、支气管类癌及一些转移性小细胞肿瘤,如胚胎型横纹肌肉瘤、神经母细胞瘤、视网膜母细胞瘤等相鉴别。

2.未分化大细胞癌

其癌细胞特点是体积大,多成群、成堆脱落或少数散落分布,群内细胞大小不一,很少重叠。核大且不规则,核仁明显。既无鳞状细胞癌的特征,也无腺癌的特征。胞质较多,嗜酸性。分为透明细胞癌和巨细胞癌 2 个亚型,有时可见多核的巨大的癌细胞,容易发生坏死,因此,胞质内常有中性粒细胞侵入。

未分化大细胞癌恶性特征很明显,诊断时定型并不很难。但若定型诊断较难时,须在排除腺癌或鳞状细胞癌后,才能做出诊断。

(四)腺鳞状细胞癌

腺鳞状细胞癌是一种既有腺癌特点,又有鳞状细胞癌特点的混合性癌,细胞学检查并无特殊表现。在肺癌中,腺鳞状细胞癌很常见。

二、临床应用

(一)肺部细胞学检查方法

1.痰液细胞学检查

患者无痛苦,方法简便易行,适于肺癌高危人群普查,尤其是 X 线检查可疑的肺癌患者必做的检查,亦属于肺部非肿瘤疾病诊断的重要参考依据。

2.支气管液细胞学检查

支气管液细胞学检查是在纤维支气管镜下直接吸取支气管液做涂片;或对可疑部位冲洗、刷取及细针吸取标本。

3.经皮肺部细针吸取检查

经皮肺部细针吸取检查是在 CT 或 X 线引导下进行穿刺获得标本。主要适用于无痰液患者、经痰液和支气管液细胞学检查仍为阴性的患者及存在肺转移病灶患者。

(二)肺部恶性病变

1.原发性支气管肺癌

多数(90%～95%)来源于支气管。最为常见的是鳞状细胞癌(占 35%)、腺癌(占 35%),未分化癌少见(占 20%),混合型少见。

2.转移性肺恶性肿瘤

可来自人体多种系统的各种恶性肿瘤,多数为晚期癌肿。人体多数恶性肿瘤皆可经血行转移至肺。肺转移癌需破坏肺支气管,才能出现痰涂片阳性,故阳性检出率较低,用细针穿刺法获得阳性率增高。若肺转移癌患者出现咯血,则是支气管被侵犯的标志,此时做细胞学检查,结果有可能是阳性。转移癌多为鳞状细胞癌、腺癌和未分化癌等细胞学类型。仅根据肿瘤细胞的形态不能确定是转移性还是原发性,须结合临床才能确定。

肺转移癌的原发部位如下:呼吸系统(鼻、咽、肺等)、女性生殖系统(子宫颈、卵巢、绒毛膜、乳腺等)、消化系统(胃、肠、肝等)、内分泌系统(甲状腺等)、男性泌尿生殖系统(肾、膀胱、睾丸等)和骨及软组织(恶性黑色素瘤等)等。

(三)肺癌发病率

肺癌是最为常见的恶性肿瘤之一,当前发病率明显增高。诊断肺癌须用综合检查方法,包括病史、体检、痰液细胞学检查和影像学检查。痰液检查若结合X线的诊断可以作为确诊的依据。

肺癌的诊断率特点如下:中央型高于周围型(中央型阳性率为 57%~90%),原发性高于继发性,伴血丝痰高于无血丝痰及对施行气管镜检查后咳出痰阳性检出率较高。痰标本一般宜送 4~6 次为好。对高危对象,若发现高度不典型增生细胞,应该随访,每隔半年要复查 1 次,至少 2 年复查 1 次。纤维支气管镜细胞学检查和活检联合分析,诊断常很可靠。痰液检查、支气管镜检及刷取、活检还不能明确诊断,应该考虑细针穿刺法。细针穿刺法是存在周围型病变或转移性肿瘤患者首选诊断方法。该法的肺癌诊断率多数在 80%~95%。肺部细胞学检验还可以结合肺癌的肿瘤标志物检测结果作为观察病情的依据。对未发现癌细胞但 X 线和临床高度提示肺癌的可疑患者需反复多次做痰液检查,可提高肺恶性肿瘤的诊断率。

第二节 浆膜腔积液脱落细胞检验

浆膜腔又称为体腔,由胸膜腔、腹膜腔和心包膜腔组成。间皮细胞覆盖于浆膜的表面,是单层扁平上皮。壁层浆膜和脏层浆膜之间有狭窄的浆膜腔,内有少量稀薄的液体,起润滑作用。在炎症刺激、循环障碍或肿瘤转移等情况下,可以形成胸腔积液、心包积液和腹水等,并可穿刺抽取积液进行细胞学检查。

肉眼观察送检积液的物理性状,可以提示某些有关的疾病。故制片前应该仔细观察,要详细记录,为观察涂片做参考。

因新陈代谢的作用,被覆于浆膜的间皮细胞脱落时就存在于浆膜腔积液之中。间皮细胞脱落于积液中不久,即发生退化变性(简称退变);积液抽出后,如未及时固定和制片,细胞也会发生退变。间皮细胞常发生肿胀退变,分轻度、中度和高度退化变性,容易与癌细胞相混淆。在长期慢性炎症、放射线和肿瘤作用等刺激下,浆膜表面的间皮细胞形态发生变化,出现异形间皮细胞,又称反应性不典型间皮细胞。

淋巴细胞在积液中最常出现,以小淋巴细胞为主。由于淋巴细胞核染色清晰,大小亦较一致,故经常作为同一涂片内测量其他细胞大小的"标尺"。恶性肿瘤时常见中性粒细胞和吞噬细胞(急性炎症时亦见)及浆细胞(慢性炎症时才见),嗜酸性粒细胞出现与寄生虫感染和变态反应性疾病有关。恶性肿瘤、结核或穿刺抽液时损伤血管可见红细胞,表现局部有渗血或出血。

一、恶性病变脱落细胞

(一)浆膜腔积液中肿瘤细胞的来源

积液中98%以上的癌细胞皆是转移来的,原发性恶性间皮肉瘤较少见。当内脏恶性肿瘤侵及浆膜的毛细血管或各种原因引起浆膜炎症时,皆可产生浆膜腔积液。但积液内脱落的癌细胞很少或无癌细胞,只有当肿瘤穿破器官浆膜表面,直接暴露在浆膜腔且广泛种植时,积液中才会出现大量的癌细胞。

肿瘤性胸腔积液最常见于原发性周围型肺癌,其次是乳腺癌及原发性恶性间皮瘤等。肿瘤性腹水以胃癌、卵巢癌和大肠癌为多见;其次为胆管癌、胆囊癌和肝癌;肝转移癌、腹腔淋巴结恶性淋巴瘤及原发性恶性间皮瘤等较少见。肿瘤性心包积液主要由原发性中央型肺癌累及心包膜造成;而原发于心包的恶性间皮瘤极罕见。

(二)积液内各类型癌细胞形态特征

1.腺癌

腺癌占积液内转移癌的80%以上。腺癌细胞形态多样,按细胞大小可以分为大、中、小3种类型,大小相差最多几十倍。按排列形式可以分为成团细胞为主和单个散在为主 2 型。单个散在癌细胞核呈圆形或椭圆形,偏位,核边不规则,染色深,核仁明显增大或有多个核仁,胞质内常含有空泡,常见异常分裂象。成团的癌细胞,有些排列紧密,拥挤重叠;有些排列疏松。胞质内见大小不等空泡。癌细胞排列形式多变,形成各种结构,如梅花状、乳头状、菊团状、桑葚状及腺腔样等。

2.鳞状细胞癌

积液中少见,仅占 2%～3%,分 3 种形态。

(1)高分化鳞状细胞癌,细胞奇形怪状,胞质内有角化倾向,该类所占比例最少。

(2)癌细胞单个散在,细胞呈圆形,胞质厚实,界限清楚,核居中,核染色质深染。

(3)癌细胞易成堆或成团出现,立体感不明显,细胞核圆形或见核仁,易被误认为腺癌细胞。

胸腔积液内常见原发灶肺鳞状细胞癌细胞,其次为食管癌细胞。腹水中常见原发灶宫颈鳞状细胞癌细胞。

3.小细胞未分化癌

胸腔积液中发现小细胞未分化癌细胞比鳞状细胞癌细胞多,为 3%～5%。其特点是多数成团排列成腺腔样、葡萄状、链状或堆叠挤压呈镶嵌样。核呈圆形或不规则形,染色质粗大、深染、分布不匀,有时呈墨水滴状。胞质少,在癌细胞核边缘可有少许胞质或呈裸核样(图 12-1)。

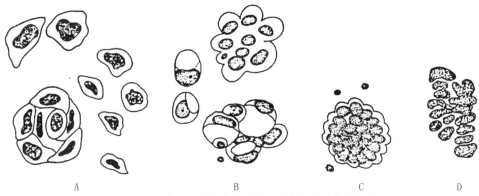

图 12-1 浆膜腔积液鳞状细胞癌、腺癌和未分化癌细胞

A.鳞状细胞癌细胞;B.大细胞型腺癌细胞;C.小细胞型腺癌细胞;D.未分化癌细胞

(三)恶性间皮瘤的脱落细胞形态

间皮瘤是由覆盖于浆膜表面的间皮细胞发生的原发性肿瘤,常见于胸膜、腹

膜,发生在心包膜的极罕见。间皮瘤分良性和恶性两类,良性间皮瘤细胞膜完整,生长局限,很少引起积液。恶性间皮瘤生长弥漫,可广泛累及胸腔、腹腔,引起积液。恶性间皮瘤的脱落细胞形态有如下 2 种分型法。

1.分化型和未分化型

(1)分化型间皮瘤:涂片内细胞可成片排列,但多散在。有间皮细胞特征,细胞界限清楚。细胞核增大,染色质常分布在核的一侧。多核瘤细胞增多,病理性核分裂象多见。亦可见细胞团,细胞小,排列紧密,通常细胞间不相嵌,细胞核较小。

(2)未分化型间皮瘤:细胞成群成片,也可成团,胞质边界不够清晰,常融合成片,和腺癌细胞难以鉴别。

2.上皮型间皮瘤和间皮肉瘤

(1)间皮瘤(上皮型间皮肉瘤):瘤细胞常排列成乳头状结构、腺样结构,细胞核增大深染。

(2)间皮肉瘤(纤维型间皮肉瘤):瘤细胞常散在,细胞拉长,呈梭形,胞质淡染,呈漩涡或交错状排列,细胞界限不清,核呈梭形或奇形怪状。

有时恶性间皮瘤还可呈混合型生长,即纤维型和上皮型同时存在,并且两种细胞间有移行。

胸腔积液和腹水内恶性淋巴瘤瘤细胞多由纵隔和腹腔恶性淋巴瘤蔓延、扩散导致。组织学上分为霍奇金病和非霍奇金淋巴瘤 2 类。其形态特征同淋巴结细针吸取细胞检查。

10 岁以前的儿童发生能够导致浆膜腔积液恶性肿瘤的情况非常少见,有神经母细胞瘤和肾母细胞瘤等。儿童期恶性肿瘤组织学特点为肿瘤细胞体积小,易与恶性淋巴瘤瘤细胞混淆。

二、临床应用

(一)浆膜腔积液细胞学检查方法

主要由针吸获得标本,再经过离心、涂片染色制成标本。经腹膜洗刷获得腹水,现在已成为妇科恶性肿瘤观察疗效和估计预后的方法。

(二)浆膜腔积液良性和恶性病变

1.良性病变

(1)急性化脓性炎症、非急性化脓性炎症、肝硬化、结核病、尿毒症。

(2)充血性心力衰竭、低蛋白血症,涂片中细胞成分少,只可见间皮细胞或淋巴细胞。

（3）系统性红斑狼疮，可见不典型浆细胞和中性粒细胞，可偶见红斑狼疮细胞。

（4）寄生虫（如包囊虫、蠕虫、阿米巴），肺梗死时常见大量淋巴细胞和嗜酸性粒细胞。

（5）类风湿性胸膜炎可见各种形态的多核巨细胞。

（6）病毒感染可以见少量反应性间皮细胞和多核细胞。

2.恶性病变

（1）转移性恶性肿瘤：最常见恶性胸腔积液的原因，女性是乳腺癌，男性是肺癌；最常见的恶性腹水的原因，女性是卵巢癌，男性是胃癌、大肠癌等消化系统肿瘤。肿瘤的细胞类型以腺癌最为多见，常＞80%，鳞状细胞癌和未分化癌则少见。肝细胞癌虽然常可以造成腹水，但是很难在腹水中找到癌细胞；恶性淋巴瘤细胞的霍奇金病需找到 Reed-Sternberg 细胞（R-S 细胞）才可诊断；还包括急、慢性粒细胞性白血病、慢性淋巴细胞性白血病等；其他转移性癌肿，如子宫内膜腺癌、子宫透明细胞癌、胰腺癌、甲状腺癌和肾透明细胞癌等均可引起积液。少见的恶性肿瘤有纤维肉瘤、骨肉瘤、平滑肌肉瘤、恶性黑色素瘤、肾母细胞瘤、神经母细胞瘤、胚胎性横纹肌肉瘤（常见于前列腺、阴道）等。

（2）原发性浆膜恶性肿瘤：恶性间皮瘤，很罕见。其发病部位：胸膜多于腹膜，发生于心包膜的极罕见；虽然有良性间皮瘤，但它很少引起积液。

浆膜腔积液中的恶性细胞多是转移性恶性肿瘤脱落而来的，有不少肿瘤在积液发生前已知原发灶，但也有以积液为首发临床表现的患者，因此，积液的细胞学检查常不能明确病源。若能结合临床的全部资料、积液的常规检查，区分渗出液和漏出液，结合免疫细胞化学等检查，有助于推测原发肿瘤的部位和恶性肿瘤组织类型的判断。

各种腺癌的肿瘤标志物有细胞角蛋白、糖类抗原 19-9、癌胚抗原、CA125、腺癌相关抗原等；各种鳞状细胞癌的肿瘤标志物有角蛋白、上皮细胞膜抗原等；肝癌的肿瘤标志物有甲胎蛋白、恶性淋巴瘤的人类白细胞抗原、甲状腺的甲状腺球蛋白、前列腺的前列腺特异性抗原和 T、B 细胞抗原等。

浆膜腔积液细胞学诊断准确率和积液是否新鲜关系极为密切。浆膜腔积液采集后，在 2 小时内完成检查。积液细胞学检查的量应在 200～500 mL 为宜，确保有足够的细胞做检查。

第三节 消化系统脱落细胞检验

胃肠道脱落细胞检查范围包括食管、胃与大肠(结肠及直肠)。因小肠居于消化道的中段,其脱落细胞检查至今仍无好方法。

食管癌和胃肠癌是我国最常见的恶性肿瘤,特别是华北地区,食管癌发病率高。近年来,由于食管拉网技术的改进,尤其是纤维胃镜、纤维乙状结肠镜、直肠镜的广泛应用,可以发现早期食管癌、胃肠癌,提高了胃肠癌早期的诊断率,适用于大规模普查。现重点介绍食管癌脱落细胞检查。

口腔、咽、喉及食管等处黏膜被覆鳞状上皮。涂片中以表层细胞为主,很少见中层细胞,没有底层细胞。表层细胞稍小,核质比略大。贲门被覆柱状上皮,若混有痰液,可以见纤毛柱状上皮。有时可以见痰液内的吞噬细胞,各种植物、动物细胞和细菌及真菌等。

一、食管良性病变脱落细胞

(一)食管炎症

食管炎症涂片中除可见表层与中层细胞外,还可见基底层细胞。细胞体积较小,呈圆形或卵圆形,核相对较大。成团脱落的底层细胞形态、大小比较一致。涂片背景可见大量淋巴细胞、浆细胞、中性粒细胞及组织细胞等炎症细胞。食管炎比较肯定的诊断标准是食管腺腺管上皮脱落细胞和炎症细胞相互混杂出现。

(二)食管上皮增生

食管上皮增生细胞学分级标准如下。

1.1 级——正常

涂片内主要是鳞状上皮的中层细胞,分化较成熟,占绝大多数。表层细胞只占涂片细胞的 10%～15%。底层细胞很少脱落。中层细胞核直径约为 8 μm,呈圆形或卵圆形,居中,中等着色。细胞核无退变,结构清晰,染色质呈细颗粒状,均匀疏松。

2.2 级——轻度增生

增生的中层细胞细胞核大于正常的同层细胞细胞核的 2～3 倍。细胞核染色质略有增加。涂片内有时成群、成片或多个散在分布。

3.3 级——重度增生

中层细胞细胞核增加,比正常中层细胞细胞核大 3～5 倍。细胞核染色质明显增多,颗粒变粗但大小均一,分布也均匀。核膜略有增厚但规则。涂片内若仅出现 1 个结构典型的重度增生细胞,即可诊断为重度增生。重度增生按照假设的可逆性不同分为 2 个亚型。①重度增生 1 级:增生的中层细胞细胞核大于正常的同级细胞细胞核的 3～4 倍。②重度增生 2 级:增生的中层细胞细胞核大于正常的同级细胞细胞核的 4～5 倍。

4.4 级——近癌

近癌是指在原位癌组织的近旁,或者处于底层细胞癌变上部的并未癌变但比重度增生 2 级更重的鳞状上皮细胞。

食管中层细胞细胞核大于正常的同级细胞细胞核的 5 倍或者更多。细胞核染色质颗粒没有典型癌细胞的大,分布较均匀,核膜厚薄较一致,胞质亦比癌细胞多。与癌细胞的区别以细胞核的染色质形态及核质比为准。癌细胞胞质更少。若出现近癌细胞提示检查者要注意寻找癌细胞,该患者可能已经有底层细胞癌变或者合并原位癌,有临床诊断意义。

在有相应较低级别的增生细胞背景的基础上,若每例有 1 个典型的即细胞核的结构清晰的该级增生细胞就可诊断。近癌细胞要经过 4.5 年后出现癌细胞,而重度增生细胞则需 7.5 年才会有癌细胞出现。

5.5 级——早期癌

不属于增生的范畴,因食管细胞学普查时所见的癌大多为无症状或临床表现极轻微的,故看重此级。涂片中有少数典型癌细胞,并且重度增生、近癌细胞亦较多。

(三)贲门黏膜上皮细胞核异质

涂片中偶尔见腺上皮细胞,有时可以见细胞核略增大,染色质增多,染色深,核仁亦略增大,核质比可正常。呈轻度核异质的表现。

二、食管癌脱落细胞

半数以上食管癌发生于食管中 1/3 段,其次为下 1/3 段,上 1/3 段很少见。鳞状细胞癌占 95%,腺癌占 2%～3%,未分化癌罕见。而胃贲门部癌多为腺癌(占 95%),其次为未分化癌(占 2%～3%),鳞状细胞癌极少见。其他恶性肿瘤种类虽很多,但十分少见(仅占食管恶性肿瘤的 5% 左右),如食管癌肉瘤、食管恶性黑色素瘤等。

(一)鳞状细胞癌

食管鳞状细胞癌主要来源于食管黏膜的鳞状上皮细胞,晚期食管鳞状细胞癌涂片内癌细胞的分化程度可以分为 4 类。

1.高分化鳞状细胞癌

有时可以见到角化变形的癌细胞,如纤维形、蝌蚪形或奇形怪状的癌细胞。细胞核增大,染色质增多、深染,具有恶性特征。胞质较多,巴氏染色呈橘黄或红色。

2.中分化鳞状细胞癌

相当于外底层癌细胞,多为多角形,胞质着蓝色,稍多。常见无角化鳞状细胞癌及角化癌中无角化部分癌组织中,尤其是早期鳞状细胞癌涂片多见。

3.低分化鳞状细胞癌细胞

多为圆形、卵圆形或梭形,胞质很少,有的癌细胞呈裸核样,但仍可以见少数外底层癌细胞。

4.未分化鳞状细胞癌细胞

细胞核与淋巴细胞的核相似,有些比淋巴细胞还要小些,且大小不一。胞质极少,癌细胞呈裸核样。此型极为少见,仅占 0.1%～0.2%。食管小细胞未分化鳞状细胞癌的拉网涂片诊断,需排除同类型肺癌存在。

(二)腺癌

主要发生于胃贲门部,亦见于食管腺腺上皮恶变(即食管原发性腺癌)。食管原发性腺癌按病变特点和发生组织通常分 3 类。

1.发生于食管异位胃黏膜的腺癌

少见,发生在食管、胃交界线 2 cm 以上。细胞的形态同胃的腺管状腺癌。诊断时需排除由贲门癌上延至食管的可能。

2.发生于食管固有腺的腺癌

细胞形态又因癌变范围和来源部位不同而异。

(1)发生于食管腺上段腺管的腺癌:此类腺管癌早期亦常伴有食管黏膜表面的鳞状细胞癌,腺管癌较少,鳞状细胞癌大小不一,两者在涂片内难以区别。涂片背景中有大量的增生腺管上皮细胞,这种细胞常成团状,胞质较致密,有核仁。亦有变性癌细胞,提示食管的腺管癌存在的可能性。

(2)发生于腺管中段的癌:癌细胞常和透明物质相混杂。涂片中癌细胞与移行细胞类似,可为多角形,边缘清楚,核仁明显,胞质染淡红色。

(3)黏液表皮样癌:可见于食管腺上段腺管基底细胞样癌细胞,亦见于腺泡上皮癌变的黏液样腺癌细胞,故称为黏液表皮样癌。腺泡细胞癌为印戒样或高柱状细胞癌。基底细胞癌涂片中胞体为圆形,成片过渡型癌细胞,有核仁。晚期的食管腺癌病变由腺管达到腺泡时,亦可称为黏液表皮样癌。

(三)未分化癌

食管和贲门部皆为罕见。

(四)类型不明

涂片内见到的癌细胞无典型的腺癌、鳞状细胞癌或未分化癌的特征时,均列入此类。实际上,该类癌细胞是上述各型癌细胞极不典型形态。

三、临床应用

(一)食管细胞学检查及诊断方法

1.检查方法

(1)食管拉网法:是在非直视下采用摩擦病变组织来获得标本的方法。

(2)内镜直视法:是在内镜直视下,采用洗涤、涂抹吸引和摩擦取材的方法。

2.诊断方法

我国是世界上食管癌的高发区,死亡率亦位居世界首位。诊断食管癌最常用的方法是脱落细胞学检查、内镜检查和X线钡餐造影。食管(贲门)拉网细胞学诊断由于方法简单、患者痛苦少、假阳性率低(<1%)、假阴性率亦低(<10%),是临床的一般诊断方法。食管癌阳性检出率早期为60%~90%,晚期可达70%~90%,且可随访可疑病例或监测疗效。但拉网法不能定位,须结合刷洗活检、内镜检查或者分段拉网、X线检查等方法进行定位。还可结合新技术,如定量细胞分析法、免疫细胞化学法进行辅助诊断。

拉网法对晚期食管癌病例的检出率反而降低,这是因为食管严重狭窄,网套难以通过病变的食管。在检查方面,防止人为地因拉网充气不足、取材不妥、涂片不均匀、染色不好、诊断经验不足等造成假阴性或假阳性的诊断。

(二)早期食管癌的脱落细胞特点

因发展阶段不同而有所不同。上皮底层癌变:癌细胞在上皮层基底部分,采取的细胞是表面异常增生和近癌细胞。当癌变发展到上皮表层时,称为原位癌,特点是细胞核增大,染色质颗粒增粗、大小不一、深染、分布不均,核边增厚,胞质较少,但边缘清楚。背景中可见较多异常增生细胞。

第四节　泌尿系统脱落细胞检验

尿液内正常脱落细胞包括移行上皮细胞(分盖细胞、中层细胞和底层细胞)、鳞状上皮细胞(少见)、柱状上皮细胞(极少见)。泌尿系统良性病变包括炎症性疾病、尿结石病、膀胱黏膜白斑等。

一、泌尿系统恶性肿瘤脱落细胞

来自泌尿道上皮的肿瘤很容易脱落到尿液中,而来自深部组织如前列腺或肾脏的肿瘤不可能脱落;只有肿瘤已变得很大,且破坏正常的泌尿上皮时,才可能脱落。故尿液细胞学在尿道癌、膀胱癌、输尿管癌和肾盂癌的诊断中广泛应用。

泌尿系统恶性肿瘤约 95% 来源于上皮组织。尿液细胞学检查以移行细胞癌最为常见,发生于膀胱、输尿管、肾盂、肾盏。鳞状细胞癌与腺癌少见。非上皮性肿瘤如平滑肌肉瘤、脂肪肉瘤、胚胎性横纹肌肉瘤则罕见。

(一)乳头状瘤及乳头状移行细胞癌 I 级

涂片中两者瘤细胞形态与正常移行上皮细胞相似,或仅有轻度异型性。若出现长形细胞团,细胞排列紧密,形态大小一致,核染色略深,轴心周围可见紧密排列多层细胞,呈乳头状或细胞团围绕一细长结缔组织轴心,则有诊断价值(图 12-2)。移行细胞癌 I 级涂片中见上皮可呈轻度或中度异型性,有轻度核质比异常,还可见坏死灶。无纤维血管轴心的良性上皮堆不应当看作是来自于乳头状瘤,因正常膀胱上皮也可能在导尿、膀胱镜或存在结石等情况下脱落,故可能不是真正的乳头状瘤形成。

(二)移行细胞癌 II 级和 III 级

涂片内异型细胞数目明显增多,癌细胞大小不等,形态异常。可单个,也可成团块状。细胞团块可呈乳头状排列。肿瘤分化越差,分散单个细胞就越多。核大且高度畸形,核边不规则呈锯齿状。核染色质增多是重要指征,核染色质致密粗大或颗粒重叠,不透明浓染,核质比明显增大。偶见多个和大的核仁。并出现癌巨细胞。胞质呈嗜碱性,涂片背景有较多炎症细胞和坏死碎屑。

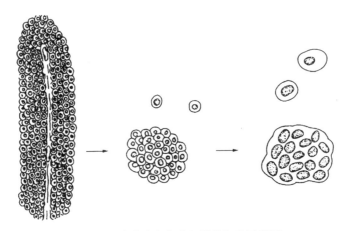

图 12-2 膀胱乳头状瘤和脱落细胞示意图

(三)鳞状细胞癌

涂片中形态较典型,与子宫颈和支气管鳞状细胞癌相似。

(四)腺癌

癌细胞形态与其他部位所见相同。

二、临床应用

(一)泌尿系统细胞学标本采集方法

1.自然排尿法

可采用中段晨尿。如怀疑有泌尿系统肿瘤时,可以收集初始尿,尿量>50 mL。也可以做膀胱按摩来增加细胞脱落。在高渗的晨尿中,细胞可以变性。

尿液标本采集的注意事项如下。

(1)标本制备:标本需新鲜,尿沉淀涂片要加血清,以防细胞脱落丢失。

(2)防止各种污染:如防止前列腺液及阴道分泌物对尿液的干扰;防止尿液被外源物质(如润滑剂)污染。

(3)要保证足够的尿量(>50 mL)。

2.导尿

怀疑输尿管、肾盂肿瘤时适用。可以见到形态保存较完整的大量细胞,并能提示肿瘤发病部位。

3.膀胱冲洗液

对取得鳞状细胞癌、原位癌及膀胱憩室内癌标本效果较好,且能够保存细胞。

4.膀胱镜直接刷取标本

细胞成分多,准确率高。

(二)泌尿系统良性和恶性病变

1.良性病变

(1)炎症性疾病、膀胱黏膜白斑、尿结石病等。

(2)非感染性疾病,如间质性膀胱炎、出血性膀胱炎等。

2.恶性病变

(1)肾实质肿瘤(只有肾盏破溃时,才能检出),包括肾腺癌(透明细胞癌)、肾母细胞癌(肾胚胎性腺肉瘤或肾母细胞瘤)。

(2)尿道、膀胱、输尿管和肾盂肿瘤,其中移行细胞癌占 90%,鳞状细胞癌占 6%～7%,腺癌占 1%～2%。膀胱癌最常见,未分化癌极少见。

(3)泌尿系统继发性恶性肿瘤:邻近组织的原发肿瘤直接侵入膀胱,如前列腺癌、原发性直肠癌等。

(三)泌尿系统细胞学检查的评价

对怀疑上皮细胞恶性疾病的高危患者是有价值的筛选试验,灵敏度是 50%～90%。对高度恶性的肿瘤灵敏度也高,并且有助于随访保守疗法的患者、膀胱表浅肿瘤及监测膀胱肿瘤术后残留的尿上皮细胞。尤其有利于发现膀胱原位癌、早期膀胱憩室癌。故与膀胱镜联合应用,可以弥补膀胱镜下不易发现的肿瘤,阳性率可以达到 85%～95%。细胞学检查对肾实质阳性诊断率比较低,可以利用超声波导向做穿刺细胞学检查帮助对肾癌的诊断。还可以选择免疫细胞化学监测肿瘤标志物(如前列腺特异性抗原、腺癌相关抗原等),用来诊断或鉴别诊断肿瘤的类型或组织来源。

第五节　女性生殖系统脱落细胞检验

女性生殖器官包括外阴、阴道、子宫、输卵管及卵巢。阴道脱落细胞多数来自子宫颈及阴道上皮,较少见子宫内膜细胞。从外阴向内至子宫颈外口的黏膜皆由鳞状上皮被覆。在其脱落细胞中可见底层、中层和表层 3 层细胞。阴道内上皮细胞的形态和卵巢激素的关系非常密切。涂片中的柱状上皮细胞主要来自子宫颈内膜及子宫内膜。根据其细胞形态,分为纤毛柱状细胞和分泌型柱状细胞,而子宫内膜细胞根据其雌激素水平可分为萎缩型和周期型两型。

阴道上皮受卵巢内分泌的直接影响,成熟程度和体内雌激素水平呈正相关。雌激素水平低时,涂片中有底层细胞,细胞小,呈圆形或卵圆形,核疏松蓝染;雌激素水平高时,涂片中出现较多角化细胞,核致密深染。根据涂片中上皮细胞的变化可评价卵巢功能。雌激素水平可分为 8 种情况:雌激素极度低落、雌激素高度低落、雌激素中度低落、雌激素轻度低落;雌激素轻度影响、雌激素中度影响、雌激素高度影响及雌激素极度影响。在女性一生中随着卵巢功能的建立、旺盛及衰退的影响而分成几个阶段,每一阶段阴道上皮细胞皆有不同的改变。

子宫颈炎症是女性最为常见的疾病,它常引起子宫颈上皮细胞的形态改变。特别是子宫颈外口在子宫颈管柱状上皮和子宫颈外部鳞状上皮的交界处,是子宫颈癌的好发部位,而子宫颈的慢性炎症是子宫颈癌的重要前驱。女性生殖系统的良性病变除了子宫颈炎症外,还有子宫颈糜烂、子宫颈结核、老年性阴道炎、滴虫性阴道炎、子宫脱垂、阴道及子宫颈白斑病、结核性输卵管炎、结核性子宫内膜炎、淋病、真菌性阴道炎、尖锐湿疣(如阴道菌群失调、白色念珠菌、pH 改变的患者或有糖尿病、口服避孕药、妊娠、分娩、绝经的患者皆易发生)等。

阴道细胞学检查,涂片取材的范围广泛,不容易漏检,可以做出早期诊断,确诊率也很高,很适于防癌普查。

一、子宫颈癌脱落细胞

女性生殖器官的任何部位均可发生恶性肿瘤,其中以子宫颈癌最为多见。子宫颈癌中又以鳞状细胞癌多见,占子宫颈癌的 95%,其次为腺癌,未分化癌少见。

(一)宫颈鳞状细胞癌

宫颈鳞状细胞癌在形态上分为角化型、非角化型及小细胞型 3 种。宫颈鳞状细胞癌以非角化型为多见。

1.角化型宫颈鳞状细胞癌

其特点为癌细胞体积大,癌细胞的多形性非常明显,可为圆形、梭形、蝌蚪形、纤维形或不规则形。癌细胞很少聚集,多单个散在。细胞核的形态不规则,核大且畸形,染色质呈粗颗粒状、块状或固缩,结构不清,染色极深。胞质红染丰富,有角化倾向。因圆形癌细胞形态和正常内底层细胞差别不很大,且常见于早期宫颈鳞状细胞癌(病理切片证实多为原位癌),故辨别这种癌细胞形态有很重要意义。

2.非角化型宫颈鳞状细胞癌

宫颈鳞状细胞癌以非角化型最为多见,其特点是涂片中癌细胞相当于中层或外底层细胞,呈圆形或卵圆形。成群或散在,异型性大。细胞核呈圆形、卵圆形或不规则形,大小和形状有很明显的不同,染色质深染呈粗块状,分布不均,常可见明显单个或多个核仁。核质比明显增大。胞质常蓝染,多少不一,细胞很少角化(图12-3)。

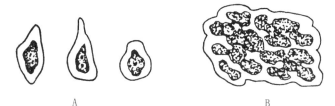

A   B

图 12-3 宫颈鳞状细胞癌脱落细胞示意图

A.相当于外基底层的癌细胞,核大,染色质粗大而多,高度
畸形;B.成团分化差的鳞状细胞癌细胞,核增大1倍以上,
畸形明显,染色质分布不均而粗,边缘胞质较少

3.小细胞型宫颈鳞状细胞癌

较少见。其特点为癌细胞体积较小,和多形核中性粒细胞相似。呈圆形、卵圆形或不规则形。常排列成松散的细胞团或单个散在。胞质呈嗜碱性,有的极少,似裸核状。部分癌细胞呈小蝌蚪形或小梭形,细胞核畸形明显,染色质颗粒粗、深染,且核仁不明显,胞质内有角化倾向,染成鲜红色。

(二)子宫颈腺癌

阴道涂片内所见腺癌仅占阳性涂片总数的5%左右(近年发病率有上升的趋势)。可能来自子宫颈、子宫内膜或输卵管,这三者从细胞学角度根本无法区别。涂片内所见多以分化较好的腺癌为主。

1.分化较好的腺癌细胞

癌细胞中等大小,呈圆形、卵圆形或不规则形。癌细胞可散在,也可成团脱落,呈乳头状、腺腔样、管状等。成团脱落的癌细胞极性紊乱,且核大小不一,畸形明显。细胞核大小不一,通常是正常核的2倍左右,圆形或不规则形,核染色质呈粗颗粒状或粗网状,染色较深,常见巨大核仁。核质比明显增大。胞质丰富,呈灰红色或紫红色。胞质中若含有空泡时,则体积可以很大,染色也可呈淡蓝色,有时还呈透明样外观。

2.分化差的腺癌细胞

涂片中癌细胞多单个散在,或排列松散,常见恶性裸核,细胞和细胞核的异形性皆很明显,核仁常大且突出。染色质呈粗颗粒状,增多且分布不均,经常见核内透亮区及染色质凝集点,核膜增厚不光滑,胞质较稀少,空泡少见。

涂片内腺癌细胞应与退变的柱状细胞相鉴别,特别是高度退变的柱状上皮细胞和高度退变的腺癌细胞不容易区别。若找不到未退变的典型癌细胞,不应该轻易下阳性诊断,需要重新采取标本复查。炎症增生性柱状细胞也应与腺癌细胞团鉴别。

(三)子宫颈未分化癌

子宫颈未分化癌极少见,少于阳性涂片总数的 1%。由于癌细胞分化极低,恶性度高,常常发生出血、坏死及炎症反应,故涂片背景复杂,可以见红细胞、中性粒细胞、黏液及坏死碎片等。涂片中癌细胞体积小,呈不规则的小圆形或卵圆形。成团脱落的癌细胞排列紧密,界限不清,细胞核相互挤压呈镶嵌状。细胞核体积小,只比正常淋巴细胞核大 0.5～1 倍,呈不规则的圆形、瓜子形或燕麦形,畸形非常明显。核染色质分布不均,颗粒粗大,有的呈墨水滴样,染色极深。胞质少,略呈嗜碱性。核质比很大,似裸核样。

二、临床应用

(一)阴道涂片细胞学检查与卵巢功能

阴道上皮细胞的成熟度与体内雌激素水平呈正相关。临床主要应用于:测定排卵易受孕期、不孕症原因,观察月经异常时有无排卵,借此了解闭经和功能失调性子宫出血病的内分泌情况及用以推测黄体功能和雌激素水平。还可以用于测定功能性肿瘤和儿童期早熟者雌激素水平。

常用的反映雌激素水平的指数:成熟指数,用表层、中层及底层 3 层鳞状上皮细胞所占的百分率来表示,可反映雌激素动态情况,故最常用此法;还有角化指数,用表层细胞中嗜酸性致密核细胞的百分率来表示;致密核指数,用鳞状上皮细胞表层致密核细胞的百分率来表示;胞质嗜伊红指数,用鳞状上皮细胞中胞质红染的细胞的百分率来表示(此表示法在阴道炎症时,因细胞红染数增高而受到干扰)。

常用的衡量孕激素水平的指数:皱褶指数,用鳞状上皮细胞胞质边缘皱缩细胞和扁平细胞的百分率来表示;堆积细胞指数,用 4 个以上聚集成群的细胞和分散细胞数之比来表示。

上面各指数仅反映细胞形态,成熟度变化和细胞之间关系还需结合临床连续检测才能得出准确诊断。在了解卵巢功能的方法中,阴道细胞学检查结果可靠,简便易行。

(二)阴道细胞学检查与子宫颈癌

阴道细胞学检查是目前早期发现肿瘤效果最显著的检查方法,确诊率很高,不容易漏诊,使子宫颈癌的死亡率比过去的 40 年下降了 70% 以上。适于子宫颈癌的早期诊断、普查及随访,也适用于子宫颈癌手术后或放射治疗后的鉴别及子宫内膜癌、输卵管癌和卵巢癌的辅助诊断。

通常认为,子宫颈腺癌比宫颈鳞状细胞癌生物学行为更容易进展,放射灵敏度及预后亦比鳞状细胞癌差。5 年生存率在 50% 以下。在治疗上适宜采用综合治疗,包括放射治疗结合手术及化学治疗配合放射治疗等。

子宫颈癌是一种性传染性疾病,其可能的媒介与人乳头瘤病毒(human papilloma virus,HPV)(尤其是 16 型、18 型)关系很密切,由 HPV 引起的子宫颈湿疣可发生到非典型增生或原位癌,因此有学者用聚合酶链反应法澄清 HPV 在子宫颈癌发生中起作用。

阴道细胞学检查与免疫细胞化学检测、肿瘤标志物检测等结合有助于肿瘤的鉴别。如癌抗原 125 增高有助于卵巢癌的诊断等。

其他较少见的肿瘤有外阴癌、阴道癌、卵巢癌、恶性葡萄胎及绒毛膜癌等。

(三)阴道细胞学的诊断结果表示方法

1. 五级分类法

当前国内大多采用全国子宫颈癌防治研究协作组规定的五级分类法(1978 年,即改良巴氏五级分类法)。此外,还可以用描述性诊断来克服细胞学诊断的勉强断论,防止误诊和漏诊。

2. 子宫颈/阴道细胞学诊断法

全国性"子宫颈/阴道细胞学诊断报告方式"研讨会通过了新的子宫颈/阴道细胞学诊断报告方法的建议。

(1)诊断报告的主要内容:①核对受检者姓名、年龄、简单病史、末次月经、病案号和细胞学编号等,分别填写在报告单中。②指出采取标本的质量,"不满意"指对诊断缺乏足够有效的细胞成分,建议重复取材。"基本满意"指对诊断提供有效的细胞成分。"满意"指对诊断提供足够有效的细胞成分。③描述有关发现,做准确诊断;签名及报告日期。

（2）描述方式:描述能对诊断提供依据的细胞成分及形态特征。

（3）描述内容。

1）感染:①细菌。杆菌形态提示有放线菌感染;球杆菌占优势,发现"线索细胞",提示有阴道加德纳菌感染;衣原体形态提示有衣原体感染,建议临床进一步证实。②真菌。除污染外,形态提示纤毛菌(真菌样菌)或念珠菌。③病毒感染。形态提示 HPV 感染(包括鳞状上皮轻度不典型增生)、巨细胞病毒感染及疱疹病毒感染等。④原虫。滴虫性阴道炎或阿米巴原虫性阴道炎等。⑤其他。

2）反应性细胞的改变:细胞对损伤(包括冷冻、活检、电灼治疗和激光治疗等)、对炎症(包括化生细胞)及对化学治疗和放射治疗的反应性改变。上面 3 种情况也可出现修复细胞或不典型修复细胞。

宫内节育器引起上皮细胞反应性的细胞改变。激素治疗及萎缩性阴道炎的反应性细胞改变。

3）鳞状上皮细胞的异常:①无明确诊断意义的不典型鳞状上皮细胞。②鳞状上皮细胞的轻度不典型增生(或异型增生)相当于低度的鳞状上皮内病变;子宫颈上皮内瘤变Ⅰ。③鳞状上皮细胞的中度和重度不典型增生(或异型增生)相当于高度的鳞状上皮内病变;子宫颈上皮内瘤变Ⅱ、Ⅲ。包括原位癌。④可疑的鳞状细胞癌。⑤肯定的鳞状细胞癌。如能明确组织类型,可按下述报告:非角化型鳞状细胞癌;角化型鳞状细胞癌;小细胞型鳞状细胞癌。

4）腺上皮细胞的改变:①宫内膜细胞团-基质球;②宫内膜基质细胞;③无明确诊断意义的不典型子宫颈管的柱状上皮细胞＝意义未明确的不典型的腺上皮细胞;④子宫颈管柱状上皮细胞的轻度不典型增生(或异型增生);⑤子宫颈管柱状上皮的重度不典型增生(或异型增生);⑥可疑的腺癌细胞;⑦腺癌细胞(分化差的腺癌、分化较好的腺癌)若可能则判断其来源为子宫颈管、宫内膜或宫外。

5）癌细胞:不能分类。

6）非上皮源性的恶性肿瘤细胞。

(四)阴道细胞学诊断时应注意的问题

1.标本采集

实践证明,阴道下活检加子宫颈管的刮片术诊断率最高。

2.对细胞学检查有干扰的情况

放射治疗可导致细胞的形态改变,全身化学治疗常可以引起细胞的发育异常。口服避孕药者,子宫颈内膜的腺体可以呈现类似腺癌细胞的改变。

第十三章

细针吸取细胞学检验

第一节　淋巴结针吸细胞检验

正常淋巴结穿刺涂片内大多数是淋巴细胞,占 85%～95%,多以成熟小淋巴细胞为主,其余 5% 为淋巴母细胞、幼淋巴细胞、浆细胞和网状细胞等。核分裂象不常见,诊断主要靠寻找有无异常细胞,无须计算细胞分类百分比。

一、淋巴结炎症针吸细胞

常见急性淋巴结炎、慢性淋巴结炎和淋巴结结核等。淋巴结结核具有结核病变形态学诊断意义的是类上皮细胞单个散在,结核结节少见。干酪样坏死涂片中见大片灰蓝或紫蓝色粉末状无结构物质(苏木精-伊红染色为红色颗粒状物质),且夹有紫红色碎片状物,可出现淋巴细胞。抗酸染色可找到结核分枝杆菌。

根据细胞的形态在涂片中可以分 3 种类型。

(一)上皮样肉芽肿无坏死

可见反应性淋巴细胞,散在和小巢类上皮细胞,朗格汉斯巨细胞少。

(二)上皮样肉芽肿有坏死

同前者相比较,有淡染的数量不等的无定型物质背景。

(三)坏死无上皮样肉芽肿

该型在薄层坏死碎片内含有散在组织细胞和大量中性粒细胞。

二、淋巴瘤针吸细胞

恶性淋巴瘤是淋巴结或淋巴组织的恶性肿瘤,来自各种淋巴组织或细胞。

(一)霍奇金淋巴瘤

霍奇金淋巴瘤又称霍奇金病,一般将霍奇金病分成 4 型,即淋巴细胞为主型、混合细胞型、结节硬化型及淋巴细胞消减型。仅仅靠细胞学涂片是很难分型的,如与临床表现和检查相结合,其亚型的特征较明显。

霍奇金病肿瘤组织内细胞成分较复杂,各型细胞成分见表 13-1。其中最重要的为 R-S 细胞,又称霍奇金细胞,在临床上有诊断意义。

表 13-1　各型霍奇金病的细胞成分

类型	R-S 细胞	淋巴细胞	嗜酸性粒细胞	浆细胞	组织细胞
淋巴细胞为主型	+	+++	-	-	+~+++
混合细胞型	++	++	++	+	++
结节硬化型	++	+~+++	+	+	+~+++
淋巴细胞消减型	+++	-~+	+~++	+	-~+

1. 正常 R-S 细胞

(1)细胞体积大,直径可以达到 100~200 μm,胞质呈嗜双色性,甲基绿-派洛宁染色呈阳性。

(2)核巨大,染色质疏松,呈网状或水肿状,核边厚且深染。

(3)核仁巨大,>5 μm,周边整齐,染成蓝色或淡紫色(苏木精-伊红染色染成红色),核仁周围透亮,在核仁和核边之间有纤细染色质丝连接。

R-S 细胞可以分为单核、双核、巨核和多核 3 种类型。

2. 变异性 R-S 细胞

(1)多形型:细胞核奇形怪状,核的大小和核的分叶数目也不一致,可以认为是诊断性 R-S 细胞的异形表现,核仁巨大。有些核巨大,分叶不明显或重叠扭曲;有些核仁小或不明显,胞质淡染。

(2)腔隙型:核的周围出现苍白的腔隙,仅可见少量胞质,细胞核分叶,核仁很小,此种腔隙的形成与宽窄和不同固定液与染色有关。

(二)非霍奇金淋巴瘤

非霍奇金淋巴瘤病理特征是肿瘤组织成分比较单一,多数以一种细胞成分为主。针吸细胞学诊断较难,只能起筛选的作用,仅供病理和临床参考。涂片中瘤细胞成分较单一,多呈弥散分布,其形态与淋巴结中相应系列的构成细胞相似,但是有明显异型性。

三、淋巴结转移性恶性肿瘤针吸细胞

淋巴结细胞学最容易诊断的是转移癌。当涂片内有非淋巴组织恶性细胞,背景有或多或少的活化和非活化的淋巴细胞及吞噬细胞时,可以做出转移癌的诊断。转移癌比淋巴瘤多见,针吸细胞学可以诊断出转移癌,且可判断其原发肿瘤的来源。

淋巴结转移癌涂片的主要特征为癌细胞成团排列,相互堆叠,且有少量散在的癌细胞。淋巴细胞数量不等,形态正常。根据恶性细胞的特点可以对肿瘤进行分型,转移的未分化癌需要与淋巴瘤鉴别。

四、临床应用

(1)一般瑞氏染色对淋巴瘤的诊断价值更高。

(2)淋巴结的细针吸取检查取得组织有限,对淋巴结肿大的患者进行病因确诊需结合临床及病理活检。

(3)怀疑淋巴结结核,可以做抗酸染色找结核分枝杆菌。

(4)恶性淋巴瘤只单独做细胞学检查不能肯定诊断,因此除组织学活检外,还可应用免疫细胞化学法、检测全 B 细胞抗原及全 T 细胞抗原等细胞表面标记对该病进行分型。细胞学检查经验丰富者,初诊时准确率可以达 85%～90%。

(5)怀疑白血病淋巴结浸润时,可以查血常规及骨髓象加以鉴别。

第二节 乳腺针吸细胞检验

乳腺发育受女性激素的影响,且随月经周期改变。妊娠时乳腺分泌部分(由末梢导管变为腺泡)迅速发育,分娩后细胞开始分泌乳汁。

正常乳腺的细胞学可见乳腺导管上皮细胞(妊娠后期或产后 2 个月)、泡沫细胞或吞噬细胞(炎症或妊娠期增多)。乳腺的良性病变有乳腺炎、纤维囊性乳腺病、导管内乳头状瘤、乳腺纤维腺瘤。

一、乳腺癌针吸细胞

乳腺恶性肿瘤中大多数为乳腺癌,常发生于末梢导管上皮及乳腺导管,40～50 岁最多见。

组织学类型很多,分为浸润型及非浸润型。细胞学分类亦很多,很难凭涂片进行分类。特殊类型乳腺癌分述如下。

(一)乳腺单纯癌

乳腺单纯癌是最常见类型。排列紊乱,数量多少不一,具有典型癌细胞形态。癌细胞巨大,大小、染色、形态不一致,多呈裸核,核仁多、巨大且畸形,染成深蓝色。

(二)乳腺黏液腺癌(胶样癌)

乳腺黏液腺癌的吸出物可以见半透明胶冻样物。胞质内可见大小不等的黏液,将细胞核挤至细胞边缘呈印戒样细胞,核异形性不明显,癌细胞成团分布,背景为灰蓝色黏液。

(三)乳腺腺癌

乳腺腺癌的癌细胞呈典型腺体样排列。细胞呈锥形,核畸形,位于底部,染色质增多,分布不匀,呈粗颗粒状,核仁多且形态不规则,胞质丰富,略嗜碱性,细胞核及胞质内可见大量弥散小空泡。

(四)乳腺髓样癌

乳腺髓样癌涂片中细胞成分极丰富。癌细胞大片散在或成团分布,排列紊乱,呈中等大小,核较粗糙,有明显核仁。胞质内见紫红色颗粒。

二、临床应用

(一)乳腺细胞学检查方法

1.直接涂片法

适用于乳头溢液者。

2.刮取法

适用于乳房皮肤有溃疡或乳晕周围有糜烂者。

3.细针吸取法

适用于乳腺内有块肿,乳头无排液者。

(二)乳腺癌

乳腺癌是女性最常见的肿瘤之一,在女性恶性肿瘤中居第二位。在乳腺肿块诊断中,细针吸取细胞学的检查要比切除活检方便,阳性诊断率为70%～98%。对于临床术前判断良性或恶性具有独特价值,意义在于快速、方法简便、准确性高。创伤小,可反复检查,对随访有利。通过观察乳头溢液的性质可推断原发灶的性质,如绿色为良性,浆液血性常为恶性。乳头溢液和内分泌有关,如垂体瘤、甲状腺功能亢进。造成乳腺癌的其他原因还有停经综合征、口服避孕药等。

乳腺位于体表,病变易被发现,可以做早期细胞学诊断。但针吸细胞学诊断不可能取得全面的标本,需进行多次检查,且要配合临床乳腺 X 线、乳腺肿瘤标志物等检查,可以提高诊断率。

乳腺硬癌因结缔组织多,不易得到足够的细胞,而出现假阴性,干扰乳腺细针细胞学诊断的准确性。

国外有学者报告细胞核直径大小、核仁大小及数量、有无分裂象 3 项指标对预后判断有明显意义。国内的形态学标准在此基础上增加了细胞核异型程度、浓染细胞核数量和有无腺样排列 3 项指标,以此进行细胞学分级,共分 3 级,用来推测乳腺癌患者的预后:细胞分级越高,5 年生存率越低,2 年病死率越高。该细胞分级意义可以和组织学分级或临床分期相辅佐,甚至有时显示出比它们更具有明显的意义。

第三节　胰腺针吸细胞检验

一、正常胰腺细胞

胰腺针吸涂片中很难见到正常完好的胰腺细胞。正常细胞来自胰腺腺泡,呈立方形或圆形,排列成紧密团块,偶见腺泡样结构,核大小一致,呈圆形,染色质分布均匀,核仁很小且少见。

胰腺导管上皮细胞比腺泡上皮细胞稍大,呈柱形或立方形。细胞成团脱落,呈扁平团状,排列均一,也可以呈栅栏状排列。胞质比较透明,和腺泡上皮相似。

针吸涂片常可见间皮细胞团。间皮细胞间可见清楚的间隙或呈蜂窝状,细胞大小、形态一致,核呈圆形且小,有核仁。

胰岛细胞较难见,细胞小,呈多边形,可以排成条索状,细胞核大小一致,胞质呈颗粒样。

二、胰腺炎细胞

急性和亚急性胰腺炎患者涂片背景可见大量中性粒细胞和坏死组织。患有慢性炎症时,以淋巴细胞为主,可以有多数组织细胞、吞噬细胞,有时还可见钙化。背景中可见导管上皮细胞或良性腺泡细胞,且有一定异型性,核染色稍深。

三、胰腺癌细胞

常见胰腺导管癌,其特点是成团脱落时可形成腺腔,细胞核大,染色质呈粗颗粒状,染色较深。核仁明显,可为单个或数个。胞质透明或红色细颗粒状,可见黏液。分化好的常为非反应性的细胞改变,分化差的易识别。

胰腺腺泡癌很少见。癌细胞比导管上皮癌稍小,特点基本一致。小细胞未分化癌和大细胞间变癌少见,胰腺黏液囊腺瘤少见,此病可见分泌黏液的柱状细胞。

诊断时应注意当胰腺炎和胰腺癌合并存在时,可以表现为急性或慢性胰腺炎。需尽量寻找典型癌细胞,诊断时要谨慎。

四、胰岛细胞瘤

胰岛细胞瘤好发部位是胰尾部和胰体。细胞学形态特点是细胞成群脱落,形状单一,亦可散在或三五成群,还可以排列成花环状。细胞核小且居中,染色质细而分散。有时也可见多核巨细胞,多数为良性,少数为恶性。核仁小,不明显。胞质嗜碱,染色淡,结构细致。发生恶性病变时,虽然有恶性形态,但是唯一可靠的指标是只有在肿瘤转移时,才能判断是恶性。

五、临床应用

(一)胰腺细胞学检查获取标本的方法

(1)在超声波、CT、经皮肝胆管造影等影像诊断技术引导下,经皮吸取胰腺或其周围肿物,特别在 CT 导向下,准确率可以达到 100%。

(2)从纤维十二指肠镜内插入导管至胰管,吸取胰腺内容物进行细胞学检查。

(3)在做肝胆管造影时经胰插管并注射促胰岛素,收集更多胰液做细胞学检查。

(4)手术时进行针吸细胞学检查,适用于判断慢性纤维化胰腺炎及胰腺癌有困难者。

(5)若怀疑是胰头癌,还可以从十二指肠外侧壁进入获取标本。

(二)胰腺癌针吸细胞学检查

阳性诊断率极高,平均可以达到 80%。临床上的其他辅助诊断可协助胰腺癌诊断。肿瘤标志物糖类抗原 19-9 诊断胰腺癌的灵敏度可达 91.7%,特异性可达 87.5%;70%胰腺癌患者癌胚抗原升高,特异性差;胰腺肿瘤胚胎抗原有诊断作用,但不适用于筛检。患有胰头癌梗阻时,可以有碱性磷酸酶、血清胆红素升高、尿胆红素呈阳性或强阳性。患有胃泌素瘤时,有胃液分析及血胃泌素测定特异性改变;患有胰岛素瘤时血糖下降,血胰岛素升高,这些皆有助于和胰腺癌相鉴别。

细针吸取细胞学除可用于乳腺、淋巴结、胰腺等检查外,还可对软组织、皮肤和附属器官、颈部囊肿、涎腺和甲状腺、前列腺和睾丸、眼球和眼眶等体表可触及的肿物进行检查,在超声影像、CT 扫描定位下对内脏肿物进行检查,如肝、肺、脾、肾脏和肾上腺、卵巢、中枢神经系统等肿瘤。

参 考 文 献

[1] 黄聪琳.实用检验诊断学[M].长春:吉林科学技术出版社,2019.

[2] 吴景华.新编临床检验诊断学[M].哈尔滨:黑龙江科学技术出版社,2017.

[3] 贾杰芳.检验技术与临床[M].长春:吉林科学技术出版社,2017.

[4] 赵俊暕.现代临床检验诊断与新技术应用[M].长春:吉林科学技术出版社,2016.

[5] 刘春萍.临床检验与诊断新实践[M].长春:吉林科学技术出版社,2018.

[6] 郑楠.检验诊断与新技术应用[M].北京:科学技术文献出版社,2018.

[7] 安倍莹,冀旭峰.实用检验医学与血液检验[M].南昌:江西科学技术出版社,2018.

[8] 张春艳.现代临床检验技术与临床诊断[M].北京:科学技术文献出版社,2019.

[9] 于红艳.检验技术与临床血液学[M].天津:天津科学技术出版社,2018.

[10] 王晓茹,史恩溢.实用临床病理检验技术[M].天津:天津科学技术出版社,2017.

[11] 孔岩.临床医学检验诊断学[M].天津:天津科学技术出版社,2019.

[12] 刘义庆,曹鲁泉,沙德顺,等.现代医学检验技术[M].哈尔滨:黑龙江科学技术出版社,2017.

[13] 熊娟,马新华,胡秀学.实用检验诊断医学[M].长春:吉林科学技术出版社,2017.

[14] 孟令国.医学检验与临床应用[M].天津:天津科学技术出版社,2019.

[15] 李健美.最新医学检验技术[M].天津:天津科学技术出版社,2017.

[16] 徐莉.现代临床检验诊断技术[M].天津:天津科学技术出版社,2018.

[17] 曹毅.现代检验技术与应用[M].长春:吉林科学技术出版社,2019.

［18］刘爱民.实用临床检验诊断学［M］.长春:吉林科学技术出版社,2018.

［19］郑加荣.临床检验诊断学［M］.北京:科学出版社,2018.

［20］李兰.现代检验诊断与新技术应用［M］.长春:吉林科学技术出版社,2019.

［21］朱光泽.检验项目及临床诊断［M］.北京:科学技术文献出版社,2019.

［22］赵雨.现代检验技术与临床诊断［M］.北京:科学技术文献出版社,2019.

［23］杜伟鹏.医学检验学诊断应用［M］.哈尔滨:黑龙江科学技术出版社,2019.

［24］庞爱梅.检验技术与临床诊断［M］.长春:吉林科学技术出版社,2017.

［25］李兴蠹.医学检验中心实施手册［M］.天津:天津科学技术出版社,2018.

［26］高月.检验技术与临床诊断实践［M］.长春:吉林大学出版社,2019.

［27］韩来新.临床医学检验技术与诊断［M］.天津:天津科学技术出版社,2019.

［28］胡旭.新编临床检验医学［M］.长春:吉林科学技术出版社,2019.

［29］张红.实用医学检验学［M］.长春:吉林科学技术出版社,2017.

［30］张展翔.常用检验项目与临床诊断［M］.北京:科学技术文献出版社,2019.

［31］石林.医学检验与临床常见疾病的实验室诊断［M］.兰州:兰州大学出版社,2018.

［32］朱磊.现代检验与临床［M］.天津:天津科学技术出版社,2018.

［33］徐燕.现代临床检验医学［M］.北京:科学技术文献出版社,2018.

［34］高原叶.实用临床检验医学［M］.长春:吉林科学技术出版社,2019.

［35］宋鹏宇.实用医学检验技术［M］.天津:天津科学技术出版社,2019.

［36］佟威威.临床医学检验概论［M］.长春:吉林科学技术出版社,2019.

［37］李宁,孟爱国.临床检验诊断学研究生教育模式创新研究［J］.求知导刊,2019,9(12):149.

［38］梁敏.血液检验对诊断与鉴别贫血的临床价值分析［J］.医学检验与临床,2020,31(9):62-64.

［39］刘旭忠,詹贞芳,谢必会.脑脊液检验前的质量控制［J］.中国误诊学杂志,2005,5(15):2963-2964.

［40］李亚设.尿常规检验与生化检验诊断糖尿病的临床价值分析［J］.实用糖尿病杂志,2019,3(2):57-58.

［41］金波.粪便常规检验在临床诊断季节性腹泻中的应用价值研究［J］.航空航天医学杂志,2019,30(6):687-689.

［42］张馨月,张利莉.血液检验的质量控制和结果管理［J］.中国卫生产业,2020,17(2):166-167.